El gran libro de la
salud integral femenina

Dra. RADHARANI JIMÉNEZ

El gran libro de la salud integral femenina

Una guía para la plenitud del cuerpo,
la mente y el espíritu

Grijalbo

Papel certificado por el Forest Stewardship Council®

MIXTO
Papel | Apoyando la
silvicultura responsable
FSC® C117695
FSC
www.fsc.org

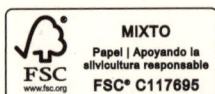

Penguin
Random House
Grupo Editorial

Primera edición: enero de 2024

© 2024, Radharani Jiménez Carvallo
© 2024, Penguin Random House Grupo Editorial, S. A. U.
Travessera de Gràcia, 47-49. 08021 Barcelona
© 2024, Amalia de Gonzalo, por las ilustraciones del interior

Printed in Spain – Impreso en España

ISBN: 978-84-253-6486-0
Depósito legal: B-17.903-2023

Compuesto en M. I. Maquetación, S. L.

Impreso en Black Print CPI Ibérica
Sant Andreu de la Barca (Barcelona)

GR 6 4 8 6 0

A Alfredo, Alfredo Tomás y Alfonso Enrique,
los tres mayores regalos que me ha hecho la vida,
los seres que con su amor y alegría
me inspiran cada mañana.
Gracias por ser mi «para qué»,
mi gran motivo para vivir sana, fuerte y plena

A todas las mujeres que me han inspirado
con sus historias, sus preguntas
y sus ganas de vivir mejor.
Este libro es para vosotras

Índice

PRIMERA PARTE
Recorrido por las principales etapas
de la salud femenina

TERCERA PARTE
Transfórmate en tu yo saludable
del futuro

Prólogo

Cuando leí el libro de Radharani, pensé: «Este es el libro que necesitamos todas las mujeres, ¡si lo tiene todo!». Me quedé tan convencida de la importancia de su contenido —completo, integral, para todas—, que las dos nos pusimos de acuerdo en segundos para empezar una gira de directos en directo. La conversación fue algo así:

> PATRI: Radharani, esto hay que escenificarlo, tiene que llegar a todas las mujeres.
>
> RADHARANI: Totalmente de acuerdo, Patri. Falta mucha información sobre salud femenina en general.
>
> PATRI: Pues no se hable más. ¿Y qué nombre le ponemos?
>
> RADHARANI: «No soy yo, son mis hormonas. Todo lo que necesitas saber sobre salud femenina».

Así de convencida me dejó su libro y así de fácil nos pusimos de acuerdo.

Ha sido en 2023, hace nada, cuando las mujeres hemos empezado a hablar de la regla, de las molestias, de las revisiones ginecológicas, del suelo pélvico, de los partos, de la maternidad, de los problemas para ser madre, de los estados de ánimo, de la sexualidad o de la menopausia. En cuanto a información sobre salud femenina, hemos estado en pañales. Hemos callado por educación, por no molestar, por discreción, por vergüenza. Y aquello de lo que no hablas, aquello que callas, aquello que no te permites sentir, es como si no existiera. Es invisible para ti y para quienes te rodean. Y esta invisibilidad, acompañada de pudor, ha impedido que podamos conocer nuestro cuerpo, prevenir enfermedades, sentirnos iguales a las otras mujeres, recibir apoyo, empatizar con las demás. Ha impedido incluso que disfrutemos de nuestro cuerpo y de nuestra sexualidad.

Muchas mujeres siguen arrastrando esa educación pudorosa y, con ello, manteniendo y creyendo en tabúes, mitos, falsedades que impiden que se sientan cómodas con su cuerpo, que se atiendan y se cuiden, que se disfruten.

El gran libro de la salud integral femenina, desde la facilidad de su lectura, nos abre las puertas a nuestra salud íntima, a un conocimiento profundo de nuestra sexualidad, del aparato sexual y de las distintas etapas por las que atravesamos las mujeres. Y lo hace desde el conocimiento médico de la doctora Radharani Jiménez, su experiencia ginecológica y su profunda creencia de que somos mente y cuerpo y de que el cuerpo emocional y el físico están conectados entre sí. Esta visión holística de la salud femenina te permitirá entender esos estados emocionales, esos cambios de humor, esos momentos que ni siquiera nosotras a veces comprendemos.

Puedes leer este libro de principio a fin o empezar por ese capítulo que representa tu momento actual. Puedes leerlo sola o hacer partícipe a tu pareja. Porque en este mundo de la salud femenina no siempre caminarás sola; compartirás momentos en pareja si así lo eliges. Sentirte comprendida por tu pareja es fundamental para tu serenidad. Hasta ahora las parejas heterosexuales no siempre han sabido empatizar. Nos hemos educado con frases machistas en las que todo se justificaba a través de la histeria femenina y de nuestros cambios hormonales. Pero es que a ellos les faltaba aún más información que a nosotras; les hemos exigido que manejen estados emocionales que no llegan a comprender porque nosotras tampoco hablábamos de ello y nos faltaba mucha información.

Te invito a leer este libro con tus hijas para que, ya desde la adolescencia, entiendan su cuerpo y lo vivan con naturalidad y sin complejos.

Una mujer que se conoce puede anticiparse, cuidarse, protegerse. Autocuidarte no solo es darte una ducha a solas y meditar diariamente. El autocuidado también es estar pendiente de tus chequeos médicos, acudir a tus citas ginecológicas, conocer posibles enfermedades y las soluciones. El autocuidado es cuidar de ti, de tu salud física y mental. Por eso el autocuidado es el eje de nuestra salud integral. Una mujer que se cuida es una mujer que se quiere y se respeta. Y Radharani, en este libro, te da la información que necesitas para conocerte y cuidarte.

Y recuerda, después de leer el libro, a partir de septiembre de 2024, la doctora Radharani y la aquí presente te esperan en los escenarios para hablar de mujeres a mujeres.

PATRICIA RAMÍREZ

Introducción

Bienvenida, querida lectora estrella:

Gracias por estar aquí. Sé que, como yo, priorizas tu bienestar. Quieres aprender a vivir mejor y alcanzar la salud plena en mente, cuerpo y espíritu; disfrutar de la vida con armonía; sentirte fuerte, vital, llena de energía. Escribí este libro para guiarte por ese camino que estás deseando recorrer para transformar tu salud.

Soy ginecóloga y llevo casi dos décadas al cuidado de la mujer en las distintas etapas de la vida. Me dedico a la salud de la mujer madura, y estoy especializada en menopausia, fertilidad y salud hormonal. También soy madre, corredora y amo los maratones. Gracias a esa afición de la que tanto disfruto, he indagado en profundidad en la importancia del estilo de vida, el ejercicio físico, la nutrición y el descanso.

Mi vida ha pasado por varias fases y por algunas crisis que me ayudaron a transformarme en quien soy ahora. Te iré contando todo lo que me llevó a crear esa visión integral de la salud que quiero transmitirte: cómo comencé a explorar la espiritualidad, qué hábitos me han ayudado a sentirme mejor y cómo encontrar los tuyos.

Todo lo que te explicaré a lo largo de este libro está basado en la evidencia científica y lo he aplicado a mi propia vida con buenos resultados. A partir de leer mucho, reflexionar, escuchar las historias de cientos de mujeres que sufren y buscar soluciones a sus problemas, he aprendido la importancia que tienen nuestros hábitos y rutinas para transformar nuestra salud.

Emprenderemos juntas un viaje que se divide en tres partes.

En la **primera parte** haremos un recorrido por las distintas etapas de la vida de la mujer, aclarando esas dudas de las que no nos hablan, esos tabúes y lo que necesitamos saber para cambiar la visión negativa que aún predomina hacia todo lo que tiene que ver con nuestra salud: menarquia, fertilidad, maternidad y no maternidad por elección, transición hacia la menopausia, menopausia, climaterio y, por último, el camino hacia la longevidad saludable.

En la **segunda parte** te explicaré cuáles son los elementos que necesitas trabajar para tener una «salud estrella». Haremos un recorrido por los siete elementos que componen «la estrella de la salud», el método de salud integral que he desarrollado gracias a escuchar las necesidades de mis pacientes: movimiento, nutrición, sueño, emociones y relaciones interpersonales, equilibrio hormonal, espiritualidad y contacto con la naturaleza. Aprenderemos a través de historias de mujeres que mejoraron su salud de raíz. Cada capítulo tiene una acción práctica que te invitará a aplicar a tu vida con sencillez todo lo que vayas aprendiendo.

En la **tercera parte** encontrarás una «escalera» para alcanzar la estrella de la salud y transformarte en tu yo saludable del futuro. Los escalones serán los principios que seguiremos para lograr y mantener un estilo de vida saludable, sostenible y disfrutable durante toda nuestra vida. Quiero ayudarte a dar el primer paso hacia ese cambio que hará que te sientas con más energía, ilusión, ganas de vivir y gratitud hacia la vida.

Entenderás el poder que tienes sobre tu salud con cada pequeña acción que realizas, y así te adueñarás de esa gran responsabilidad que supone construir tu mujer fuerte, sana y plena. Irás creando tus propias rutinas adaptadas a tu estilo de vida y a tus horarios, y añadiendo herramientas a esa mochila que debemos llenar en el viaje hacia la plenitud.

Este libro te ayudará a:

- Convertirte en una mujer activa y abandonar el sedentarismo empezando a practicar una actividad física de manera regular y frecuente.

- Aprender nociones básicas sobre nutrición, y la importancia de cocinar, elegir los alimentos, planificar los menús y personalizar tu estilo de alimentación según lo que te sienta bien y te gusta.

- Comenzar a descansar más y mejor; mejorar la calidad del sueño como pilar de la salud a largo plazo.

- Mejorar hábitos y crear tus propias rutinas diarias.

- Comprender de qué manera se relacionan nuestras emociones con la salud, cómo las relaciones con las personas que tenemos alrededor influyen en la salud física y mental.

- Conocer de qué modo el ambiente donde vivimos (el contacto con la naturaleza, la contaminación, los tóxicos con que tenemos interacción frecuente) influye en nuestro bienestar integral, y, sobre todo, cómo mejorar lo que dependa de nosotras.

- Entender que nunca es demasiado temprano para comenzar a prevenir problemas de salud y nunca es demasiado tarde para mejorar algún aspecto cambiando nuestros hábitos por otros que nos ayuden a vivir mejor.

- Descubrir de qué manera los profesionales de la salud podemos ayudarte a prevenir problemas mediante las revisiones de rutina, y entender de manera sencilla el cuerpo, las hormonas y los recursos médicos y tratamientos de los que disponemos para apoyarte en esa búsqueda del equilibrio hormonal.

- La importancia de la espiritualidad para la salud, que es para mí uno de los aspectos fundamentales. Cómo trabajar día a día esa conexión con nosotras mismas a fin de permitirnos el espacio para plantearnos las preguntas trascendentales de la vida, descubrir sus respuestas, aprender a calmar el exceso de ruido que nos rodea y **escuchar lo que de verdad queremos y esperamos**.

- Encontrar el chispazo que te ayude a cambiar esos hábitos que sabes que necesitas cambiar, sin haberlo conseguido en muchos años.

Deseo ayudarte a disfrutar de todas las etapas de tu vida con gratitud e ilusión, conectada con tu «para qué» y sintiéndote a gusto con tu mente y con tu cuerpo. Porque tener buena salud es el boleto hacia una vida hermosa. Prepárate para descubrir en cada página todo lo que puedes hacer para mejorar. Hay tantas cosas que podríamos cambiar con sencillos detalles que te sorprenderás cuando comiences a ponerlos en práctica.

Este libro mejorará tu vida cuando conectes lo aprendido con acciones diarias repetidas con constancia, fe, paciencia y amabilidad. Requiere un compromiso de tu parte. Necesitarás seguir las recomendaciones que te dejaré al final de cada capítulo. Te aconsejo que busques una libreta o un cuaderno que te guste mucho, en el que te emocione escribir, y lo conviertas en tu cuaderno o libreta de la estrella de la salud. Allí escribirás las reflexiones, tomas de conciencia y pensamientos que te surjan durante la lectura del libro.

Te recomiendo hacer todos los ejercicios que te planteo y, de ser posible, contagiar a esa amiga que necesita mejorar algún aspecto de su salud. Seamos multiplicadoras del efecto «salud estrella»; es posible que seamos el chispazo que necesita otra persona para mejorar su salud integral. Ayúdame a transformar la conciencia universal con tu ejemplo.

Estoy convencida de que estar sanas es nuestra prioridad. Solo así podremos disfrutar de los regalos de la vida, cuidar de nuestros seres queridos, ayudar a otras personas, servir con nuestros dones, desplegar nuestro talento. Estar sanas es el camino a la plenitud.

Muchas gracias de nuevo por confiar en mí y por inspirarme a ayudarte y dar vida a este sueño.

¿DE DÓNDE NACE MI VISIÓN INTEGRAL DE LA SALUD DE LA MUJER?

Seguramente te estarás preguntando qué hace una ginecóloga hablando de espiritualidad, de creencias o de asuntos como el papel de la mente en la salud.

He tenido la oportunidad de vivir unas cuantas experiencias transformadoras que me han hecho ampliar mi perspectiva y cambiar muchas creencias. Cuando tenía catorce años, una madrugada no podía respirar. No hay nada más desesperante que eso. Mi abuela me llevó a Urgencias, y ese día salí con la etiqueta de «asmática». A partir de allí, mis crisis se volvieron cada vez más frecuentes. Terminé con tres medicamentos y muchas restricciones en plena adolescencia.

Por aquel entonces era alérgica, asmática y atópica. Cada vez podía comer menos cosas sin que me dieran alergia o asma. Si corría un poco, me asfixiaba. Me sentía enferma, limitada, polimedicada. En una de esas visitas al hospital para hacer fisioterapia respiratoria, me enamoré de la idea de ser médico. Ya desde niña jugaba a operar a mis muñecas y a ser maestra. Más adelante me di cuenta de que podía combinar esas dos pasiones enseñando a las personas a mejorar su salud. Actualmente lo llevo a cabo desde la divulgación en las redes sociales, escribiendo artículos y libros, así como mediante conferencias y cursos.

Un día pensé: «No quiero seguir enferma, no quiero seguir viviendo así». Poco a poco **comencé a hacer deporte y destruí la creencia de que yo no era buena para los deportes**. Empecé con la natación, que me ayudó mucho para el asma. Luego descubrí el mundo de las carreras, que vino a mi vida para quedarse, y poco a poco pasé de asmática a terminar cinco maratones y numerosos medios maratones, con todo el aprendizaje que me supuso.

Un cambio lleva al otro. Cuando mejoras un hábito se abre una puerta que nunca se cerrará. Comenzar a hacer deporte me llevó a cuidar mi alimentación, mi descanso y mis rutinas. Luego entendí que estaba inflamada. Vivía una historia familiar compleja porque mi madre estaba enferma. Todas esas emociones sin expresar, junto con el cambio hormonal de la pubertad, se combinaron en forma de crisis de asma. Ese problema de salud fue uno de mis grandes maestros, que solo entendería al cabo de muchos años. **Muchas crisis son oportunidades.**

Años después tuve el privilegio de lograr mi sueño de ser médico. Estudié una medicina tradicional basada en la evidencia a la cual siempre estaré inmensamente agradecida por darme las bases de todo lo que soy y permitirme ayudar a muchas mujeres. Sin embargo, descubrí que me faltaban herramientas para responder a algunas preguntas que tantas de ellas me plantean, esas preguntas que yo misma me hice en su momento: «¿Cómo se cura mi problema de raíz?», «¿Cómo puedo prevenir enfermedades?», «¿Cómo disfrutar de salud plena toda mi vida?».

Hubo otro momento que me transformó profundamente y que marcó un antes y un después en mi manera de ver la salud. Cuando estaba en el último año de carrera, tuve la oportunidad de ir al Amazonas a hacer unas prácticas médicas supervisadas. Estuve en el Alto Orinoco, un lugar extraordinario que es Reserva de la Biosfera. Allí trabajé con personas de la etnia yanomami y aprendí mucho sobre ellas, sobre su cultura, sus tradiciones y su forma de ver la vida. Los yanomamis tienen su médico, que es un chamán o *shapori*, como ellos le llaman. Acuden a él cuando padecen algún problema de salud. Con su sabiduría ancestral, han advertido que el chamán soluciona una parte de los problemas, pero no todos. También han aprendido a convivir con la presencia de los médicos occidentales. Nos han observado y se han dado cuenta de que ayudamos en muchas áreas, aunque no lo sepamos todo. Las vacunas, los antibióticos y algunos medicamentos les han salvado la vida en muchas ocasiones. Cuando el chamán no les resuelve el problema, acuden al ambulatorio médico. Cuando el médico no les resuelve el problema, acuden a su chamán o buscan soluciones en la naturaleza. Saben que no hay una verdad absoluta; por eso aprendieron a recibir lo mejor de los dos mundos. Esa forma de ver la vida me abrió una enorme ventana a la búsqueda de otras explicaciones y a seguir indagando. A **no conformarme**. En realidad, el conocimiento científico ha evolucionado de esa manera. Las verdades pueden cambiar; necesitamos abrirnos a nuevas respuestas. Es una forma más humilde de relacionarse con la salud. Debemos entender que no lo sabemos todo, que la medicina occidental ha tenido unos avances alucinantes en las últimas décadas y con eso ha conseguido salvar millones de vidas humanas. Se ha mejorado la esperanza de vida, la mortalidad maternoinfantil ha disminuido considerablemente, se han creado vacunas para prevenir enfermedades que antes diezmaban a la población, se ha encontrado la cura de muchas dolencias y se ha avanzado en el diagnóstico y tratamiento de otras tantas.

La medicina evolucionó tanto a nivel molecular, microscópico, que fue dividiéndose en subespecialidades, lo que permitió encontrar respuestas y soluciones. Asimismo, sin querer, dividimos al ser humano en órganos y en el camino olvidamos que todas esas partes son un todo, que **ese órgano enfermo pertenece a un ser humano que vive y siente, que es mente, cuerpo y espíritu**. Que todo eso tiene que ver con su enfermedad. Dejamos de ver enfermos para ver enfermedades. Nos enfocamos en fármacos; pero **olvidamos hablar de prevención**. Desconectamos la mente del cuerpo, el cerebro del intestino, el útero de las emociones, la ciencia de la espiritualidad.

El camino recorrido ha servido para avanzar mucho, para salvar vidas, para entender cómo funcionamos. Ahora nos toca volver a unirlo, seguir avanzando, porque el saber no se detiene.

El Amazonas me enseñó a ser humilde, a abrir la mente a nuevas respuestas, a entender mis limitaciones, a cuestionarme mis creencias, a reconocer que no hay una verdad absoluta, a querer saber más entendiendo que soy profundamente ignorante sobre muchas cosas, y lo más importante de todo, a mejorar mi conexión con la naturaleza y comprender la importancia que tiene para nuestra salud integral.

Debemos rescatar ese lado más humano de la medicina, volver a unir ciencia con espiritualidad, volver a ver la salud como un todo. Esa es mi visión, mi camino profesional.

Con el tiempo, la experiencia y la maternidad, vinieron nuevas crisis, la necesidad de mirar hacia dentro y conectar conmigo, de preguntarme hacia dónde quería ir, de qué manera quería ejercer mi profesión. Poco a poco fui descubriendo las claves de un estilo de vida saludable, que te explicaré a lo largo de estas páginas. Fui aplicándolas una a una, estudié, aprendí, leí muchos libros. Entendí la conexión entre mente y cuerpo. Escuché a los mejores expertos y puse en práctica cada una de sus enseñanzas.

Creo en lo que divulgo porque la mayoría de las mujeres a las que veo enfermas, sufriendo, llevan un mal estilo de vida, son sedentarias, se alimentan mal, no descansan, no meditan, no saben gestionar sus emociones porque nadie nos lo ha enseñado. La mayoría de las enfermedades que nos matan y que nos roban la calidad de vida tienen su origen en los hábitos, que repetimos día tras día, año tras año. Por eso una base sólida de salud integral se construye a través de hábitos saludables. Allí está la raíz.

Procuro aplicar a mi vida todo lo que te explicaré a continuación. Para mí es fundamental divulgar desde el ejemplo. Practico todos los principios que te enseñaré, y los he visto aplicar en cientos de mujeres. He visto como muchas pacientes han pasado de tener problemas de salud a vivir con plenitud. Muchas pacientes, amigas y seguidoras me lo han agradecido de la forma más especial, con esa frase que pone los pelos de punta y me empuja a seguir en este camino: «Gracias, me has cambiado la vida».

Por eso estoy tan convencida de que todo lo que vengo a contarte funciona. Te ayudará a tener mejor salud, a prevenir enfermedades y a disfrutar de la vida. Es importante que realices las acciones prácticas. Que escribas tus reflexiones, que te escuches, que conectes con lo que estás sintiendo.

Deseo de corazón que disfrutes de estas páginas, que te ayuden a vivir una vida hermosa y plena. Si logro ser el chispazo que necesitas para comenzar a mejorar tu salud, todo el trabajo, amor y dedicación que he puesto en escribir este libro habrá tenido sentido.

Un abrazo,

RADHARANI

PRIMERA PARTE

Recorrido por las principales etapas de la salud femenina

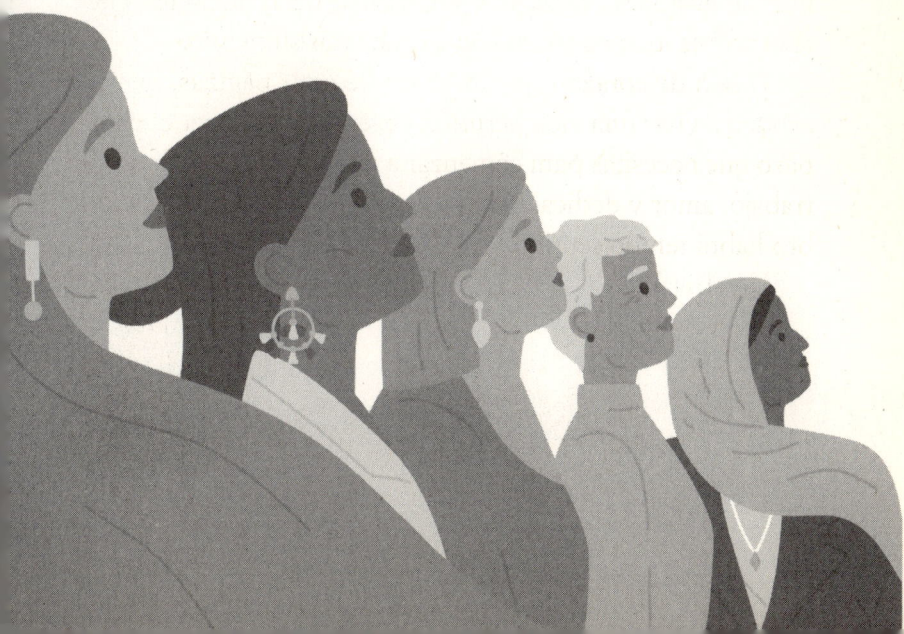

1

La visita al ginecólogo:
un momento de autocuidado

Era una mañana de consulta. Me disponía a recibir a la siguiente paciente para su revisión ginecológica de rutina. Se llamaba Silvia y parecía muy nerviosa. Antes de entrar en la sala de exploraciones para desvestirse y que yo pudiera examinarla, me dijo con tono de vergüenza: «Doctora: yo lo paso muy mal en las revisiones ginecológicas. Por favor, téngame paciencia».

En ese instante tomé conciencia de la responsabilidad que tenía en mis manos cada vez que venía una mujer a su primera revisión ginecológica. De la magnitud del impacto que somos capaces de generar, tanto positivo como negativo. Para vosotras cada experiencia es única.

La primera revisión ginecológica supone un momento importante en la vida de una mujer. Marca cómo vivirá las siguientes. Saber qué ocurrirá ese día dentro de la sala de exploraciones te dará tranquilidad y te ayudará a llevarlo mejor.

Es normal que te preguntemos muchas cosas íntimas sobre asuntos privados que quizá te den un poco de vergüenza, como tu vida sexual, tus preferencias, si tienes pareja, si estás utilizando algún método para evitar un embarazo o, al contrario, te gustaría quedarte embarazada. Si no has tenido relaciones sexuales es importante que lo informes, así como si has tenido múltiples parejas, relaciones sexuales sin protección, han detectado una infección de transmisión sexual a alguna expareja tuya o tienes dudas acerca de la fidelidad de tu pareja actual. Puede que te sientas incómoda al hablar de estos temas, incluso juzgada. Tus decisiones no deben ser juzgadas por nadie. Solo tú decides sobre tu cuerpo y tu sexualidad. Estas preguntas son necesarias para ayudarte a prevenir problemas, tomar decisiones médicas, hacer alguna prueba especial para diagnosticar infecciones y asesorarte en cuanto al uso de métodos anticonceptivos.

Las mujeres podemos sentirnos especialmente vulnerables en la revisión. Yo también soy paciente todos los años y sé qué se siente al estar ahí tumbada, con el espéculo y todo eso. Una de las cosas que mejor me resultan cuando voy a examinar por primera vez a mis pacientes es explicarles todo lo que van a sentir y cómo pueden gestionar la experiencia para que sea lo menos incómoda posible.

La revisión ginecológica paso a paso

Lo primero es entender para qué acudimos a la revisión de rutina si estamos sanas. La idea es **prevenir cualquier problema**, cuanto más temprano mejor. Queremos asesorarte y ayudarte con las dudas que puedas tener respecto a tu salud integral.

Los ginecólogos somos una especie de **médicos de cabecera** de la mujer sana, ya que solemos ser el especialista al que acudes cuando tienes un problema, sobre todo si nos conocemos desde hace años. Puedes llegar a tener mucha confianza con tu ginecóloga, y esa es la idea. Durante mis años de experiencia he compartido camino con cientos de mujeres.

Con muchas he forjado una relación cercana y profunda basada en la confianza y el respeto, y eso les ha permitido abrirse conmigo y contarme sus secretos más íntimos. Cada vez que alguien me da la oportunidad de ser merecedora de su confianza, doy gracias a la vida por un tesoro así.

¿Por qué usamos esa silla ginecológica que te parece tan incómoda?

Mi cuñada suele decirme: «¿Y si inventamos una camilla más cómoda? Esta parece un instrumento de tortura medieval». Sí, es verdad. Es incómoda, te deja en una posición vulnerable, el momento no es agradable, y comprendo perfectamente que no esté entre tus actividades favoritas, que me odies y que no te apetezca nada venir a consulta. Ahora te daré motivos que considero de gran importancia para que te animes a acudir sin falta a tu cita anual.

Usamos esa silla ginecológica porque necesitamos examinarte la vulva, la vagina y el cuello del útero, también llamado cérvix. Este último es la parte más baja del útero, y consiste en una especie de tubo de consistencia dura que podrás tocar si te introduces el dedo en la vagina. Notarás que tiene una consistencia parecida a la de la punta de la nariz. En el medio presenta un orificio pequeño que comunica el interior del útero con la vagina.

Gracias al orificio cervical externo y al canal cervical, que es una especie de autovía, ocurren procesos muy importantes para la reproducción y la salud menstrual. En primer lugar, el canal cervical permite el paso de la regla o flujo menstrual. El orificio cervical externo es un huequito muy pequeño que cuando tenemos la regla se abre un poco para dejarla salir. Además, es el lugar por donde suben los espermatozoides para alcanzar el óvulo, que está dentro de una de las trompas uterinas esperando ser fecundado para que ocurra un embarazo. El cérvix uterino también es el lugar por donde sale el bebé durante un parto vaginal. Tiene la capacidad de dilatarse hasta diez centímetros, que es el tamaño aproximado de la cabeza de un bebé.

El cuello uterino es sensible a los virus de papiloma humano. Si tenemos contacto con alguno de los serotipos que existen, puede causar infección. Algunos podrían provocar cambios en las células cervicales que son sensibles a su presencia y se pueden transformar. En la mayoría de las mujeres, los virus se quedan dormidos. Si nuestro sistema inmunitario funciona bien, puede «limpiarlos». Sin embargo, en algunos casos avanzan de manera silenciosa sin que notemos absolutamente nada.

Las infecciones por virus de papiloma humano no causan ningún tipo de molestia ni síntoma, ni dan ninguna señal que nos haga sospechar que nos hemos contagiado. Ni flujo, ni picor, ni mal olor; nada de nada. A menos que haya una lesión muy avanzada, que es justamente lo que queremos evitar.

Este es el motivo principal por el que te hago venir, te invito a tumbarte en esa silla en esa postura incómoda, te pido que separes las rodillas y te coloco el espéculo. Te explico un poco más sobre esta parte.

¿Qué es el espéculo?

Sé que cada vez que vienes a la revisión piensas: «¿Para qué tiene que meterme ese aparato tan odioso y superdesagradable?». Y, claro, yo, como mujer, te entiendo.

El espéculo es un instrumento médico que me permite separar las paredes de la vagina, que normalmente se encuentran cerradas. La vagina es una cavidad elástica (acuérdate de que te he explicado que por ahí puede salir la cabeza del bebé) y virtual, es decir, que puede ensancharse en ciertos casos, también durante las relaciones, pero que en estado de reposo se encuentra cerrada.

Al introducir el espéculo en el introito, que es la entrada de la vulva hacia la vagina, separo poco a poco las paredes para explorarte y confirmar que todo está bien. Al fondo me encontraré con tu cuello uterino, que se verá como una estructura redonda con un orificio en medio. La forma de cada cuello es diferente.

Es en este orificio y en la superficie del cuello donde tomamos unas muestras, y las extendemos en una lámina de cristal que se fija con un producto específico para retener las células presentes. Luego el patólogo las observa en el microscopio y nos confirma que son normales. Lo sabe por la forma, el color, el tamaño del núcleo y las estructuras que presenta la célula, entre otras cosas. Por eso después de cada revisión recibes un reporte con toda esa descripción. Al final pone: «Células sin signos de malignidad», que son las palabras mágicas que esperamos recibir.

Ahora que ya sabes el porqué de la revisión ginecológica, te explicaré las claves para afrontarla con la mejor actitud. Vamos a lograr que sea una experiencia lo menos incómoda posible y que no te produzca ningún trauma.

Claves para ir a la revisión ginecológica sin dramas

Lo ideal es acudir sin la regla. Es habitual pedir la cita con antelación y que luego coincida con los días de la regla. No te preocupes, no eres la primera ni la última a la que le sucede. Cuando pidas la cita, intenta calcular la fecha aproximada de la menstruación y programar la cita con unos días de separación por si se adelanta o se retrasa.

Si llega el día de la cita y tienes la regla, te dejo dos posibles opciones para que elijas:

- Cambiar la cita para que podamos hacerte la citología y alguna otra exploración necesaria, como cultivos o el test del virus del papiloma.

- Acudir igualmente y comentarle a tu gine que tienes la regla. En este caso puede aprovechar la cita para aclarar dudas, adelantar pruebas que necesites y hacer una ecografía transvaginal. Esta exploración se puede realizar en cualquier día del ciclo.

Intenta ir sin prisas; reserva un poco de tiempo extra para que a los posibles nervios previsita no se sume la presión de llegar puntual a tu siguiente compromiso. Un motivo de agobio es que llevamos agendas muy apretadas y dejamos poco o ningún margen para imprevistos. Como resultado, vamos con prisas y nos estresamos, y eso nos afecta al estado de ánimo.

Si además de estar preocupadas por la revisión ginecológica tenemos la inquietud de que nos esperan en el trabajo, de que nos van a poner una multa porque hemos puesto el tiempo exacto en el parquímetro o de que hemos dejado el coche mal aparcado porque solo era un momento, todo eso volverá la experiencia mucho más estresante y desagradable. Cuando dejamos tiempo en la agenda para imprevistos vamos mucho más tranquilas. Nos cuesta mucho, porque nos sentimos menos productivas. Parece que tuviéramos que estar permanentemente tachando tareas de la lista para ser valiosas. Yo también solía caer en esa trampa. Nos ponemos objetivos diarios exagerados, agendas llenas de tareas, y si ocurre un imprevisto vamos con retraso a todos lados, dando explicaciones, pidiendo que nos atiendan rápido porque llegamos tarde y estresando a todas las demás personas a nuestro alrededor.

Las agendas realistas y minimalistas son parte de la buena salud mental. Y te cuento todo esto porque con mucha frecuencia acuden pacientes a mi consulta con el tiempo justo. Si ocurre cualquier imprevisto, algo habitual en una consulta médica, sufren y ya entran con prisa. En conclusión, la experiencia puede resultar estresante. Mi sugerencia es que te tomes un poco más de tiempo y vayas con tranquilidad. Te sentirás más relajada, y eso te ayudará a vivir la exploración con calma.

Si es posible, acude a la cita con ropa cómoda y fácil de cambiar, ya que tendrás que desvestirte del todo.

No es necesario que te depiles para pasar la revisión ginecológica Muchas mujeres que llegan sin depilar nos dan un montón de explicaciones, llenas de vergüenza, pero créeme que no nos fijamos en eso; te vemos con ojos de profesional y nos centramos en lo que concierne a tu salud. Ningún profesional debe juzgar tu aspecto físico.

Otra de las preocupaciones habituales es la higiene de los genitales antes de la exploración. Basta con que tengas hábitos higiénicos regulares. Si llevas todo el día trabajando y no has podido ir a casa a ducharte antes de la revisión, no te preocupes. Con el aseo diario es suficiente; no hay que hacer ningún lavado especial.

Sin duda, el momento más incómodo para ti es cuando te decimos: «Túmbate en la camilla, coloca una pierna a cada lado, baja un poco más la cadera, más, un poco más; ahora intenta relajarte para que no te moleste». Es el momento de la exploración en sí. Primero revisamos los genitales externos, los labios mayores y menores, el introito vaginal, y colocamos el famoso espéculo. La clave para que no te moleste: apoya bien la cadera sobre la camilla de exploraciones y separa las rodillas para que la musculatura del suelo pélvico se relaje. Céntrate en la respiración y evita contraer o subir la pelvis. Así la experiencia suele ser bastante llevadera.

Cuando ya hemos puesto el espéculo, observamos las paredes de la vagina y el cuello uterino. A continuación tomamos la muestra de la citología, lo que generalmente es un poco incómodo. En este momento podemos hacer la colposcopia, que consiste en mirar el cuello con una lupa. Podemos colocar unos líquidos para ayudarnos a identificar zonas con una posible lesión. Usamos ácido acético y lugol para limpiar y colorear el cuello uterino.

Una vez terminada esta parte, retiramos el espéculo y, por lo general, realizamos una ecografía transvaginal, un estudio de rutina donde observamos el útero, los ovarios y los órganos de la pelvis para comprobar que están sanos. La ecografía nos permite apreciar la forma y el tamaño del útero, y ver el endometrio, que es la capa que recubre la cavidad uterina. Esto nos aporta mucha información sobre tu ciclo y la fase en la que estás, y confirmamos que el aspecto sea normal y que no haya pólipos, miomas ni otras enfermedades. También podemos observar los ovarios (la forma, el tamaño y la reserva ovárica) y descartar la presencia de quistes, endometriosis y otros problemas.

Como parte de la exploración ginecológica también debemos explorarte las mamas: observarlas y tocarlas para descartar cualquier cambio. Aquí también es importante que nos cuentes si tienes dolor y si te has notado algún bulto, salida de líquido por los pezones, prurito, picor o molestias de cualquier tipo.

No todo se puede encontrar con una simple exploración. Debemos realizar estudios de imagen como la ecografía, la mamografía o la resonancia de mamas para saber si tu pecho está sano y obtener más información. Muchas pacientes vienen a la consulta porque se han notado un bulto y piensan que explorándolas podremos decirles qué tienen, pero por lo general necesitamos el resultado de los estudios para confirmar que todo está bien. El ojo humano y la palpación tienen sus limitaciones. En eso la tecnología nos ha ayudado mucho: es una herramienta muy valiosa que complementa nuestro trabajo y nos ayuda a darte la información completa. Lo ideal sería palparte también la tiroides. Esta glándula guarda mucha relación con la fertilidad y la salud hormonal en general.

Al finalizar la exploración, ya puedes sentarte e ir a vestirte para conversar acerca de tus dudas, que te indiquemos los estudios complementarios y te demos las sugerencias que necesites para mejorar tu salud y prevenir problemas futuros.

La revisión ginecológica es mucho más que poner un espéculo: es una gran oportunidad de prevención de la salud integral de la mujer.

Muchos problemas ginecológicos por los que acuden las mujeres a la consulta exigen cambios en el estilo de vida. En definitiva, todo lo que nos sucede influye en nuestras hormonas. Muchos síntomas están relacionados con exceso de estrés, mala alimentación, falta de descanso, problemas emocionales sin gestionar, un trabajo que no nos gusta e incluso una vida sin propósito. Cuando te vemos como un ser humano completo, te escuchamos y comprendemos lo que te preocupa, nos es mucho más sencillo guiarte para que alcances la salud integral.

Después de realizarte la revisión ginecológica, lo más frecuente es que te pidamos algunas pruebas: mamografía, ecografía mamaria, análisis de sangre y otras adicionales según el caso.

¿CUÁNDO TENGO QUE HACERME LA MAMOGRAFÍA?

Depende del protocolo del país donde vivas. En España, la Seguridad Social las realiza de forma regular a todas las mujeres por encima de los cuarenta y cinco años; sin embargo, en el sistema privado se efectúan desde los cuarenta años a pacientes sin riesgo, de rutina y con frecuencia anual.

«Es que tengo implantes mamarios; yo no puedo hacerme la mamografía porque me da miedo que se me rompan con la presión».

Esto es un mito. La presión que se ejerce sobre las mamas durante la mamografía no es suficiente para provocar la ruptura de una prótesis o un implante en buen estado. Puedes realizarte la mamografía igualmente.

«Es que duele mucho; siento que me hacen daño cuando me chafan».

Tienes razón, la prueba puede ser un tanto incómoda. Las mamas son una zona muy sensible y es normal que notes molestias y un poco de presión, pero no debería ser muy dolorosa ni insoportable. Mi recomendación es que, si tienes reglas regulares, intentes programar la cita justo después de la regla, que suele ser el momento con menos sensibilidad mamaria. Antes de la regla podemos notar más molestias y la experiencia puede ser más incómoda. Intenta respirar profundamente durante el estudio; piensa en que estás haciéndote un regalo de prevención.

«No quiero hacerme mamografías porque te irradian; eso es malo».

Es cierto que es un estudio de imagen, pero la técnica emplea una mínima cantidad de radiación; los equipos más modernos son muy seguros. Es mucho más peligroso dejar pasar una lesión sin diagnosticarla. El beneficio supera el riesgo. Ve tranquila a tu mamografía sabiendo que estás haciendo lo mejor para ti.

«Me da miedo que me encuentren algo».

Muchas mujeres tienen terror de acudir a cualquier médico por miedo a que les encuentre algo malo. Lo único que debe darte miedo es que haya algo y no podamos tratarlo a tiempo. Piensa que la sobrevida actual de las mujeres con cáncer de mama en España es muy alta, sobre todo si el diagnóstico es temprano. Así pues, **te animo a pedir cita ahora mismo si has estado postergándolo.**

«Sé que debo hacerla, pero no tengo tiempo para mí; entre el trabajo y todas mis obligaciones no logro acudir a la cita».

Tú eres tu prioridad. Recuerda que, si tú estás bien, todos estarán mejor. Ocúpate de ti por amor a ti misma y a los demás.

«Quiero que me hagas solo la ecografía porque hace menos daño y se ve todo igual».

La ecografía es una muy buena técnica complementaria, pero la mamografía es capaz de detectar signos pequeños, como microcalcificaciones, de manera muy temprana. Ambos estudios se complementan, pero uno no sustituye al otro. En caso de que el estudio sea de control, a las mujeres menores de cuarenta años solemos pedirles solo la ecografía, pero a partir de los cuarenta solemos realizar las dos pruebas, sobre todo si tienes mamas fibroquísticas. Ambas pruebas, mamografía y ecografía mamaria, nos ayudan a realizar una buena prevención de tu salud mamaria.

La ecografía mamaria no sustituye a la mamografía: la complementa.

Dudas frecuentes

«Tengo las mamas fibrosas o fibroquísticas: ¿debo preocuparme? ¿Tengo más riesgo?».
La condición fibroquística mamaria es bastante frecuente. Consiste en un aumento de la densidad del tejido mamario. Esas mamas hay que observarlas con lupa, pues el tejido fibroso suele verse más blanco en las mamografías. Se aconseja hacer también una ecografía para revisar mejor ese tejido y tener más información.

Lo mejor que puedes hacer para prevenir es acudir puntualmente a tus revisiones de rutina.

«¿Cuándo tengo que realizarme una densitometría ósea?».
Es un estudio que mide la densidad de los huesos para conocer si existe riesgo de osteoporosis o hay osteopenia. Suele realizarse después de la menopausia, cuando disminuyen los estrógenos, pues estas hormonas nos ayudan a formar hueso como te explicaré más adelante. La falta de estrógenos podría debilitar nuestros huesos. Esta información nos ayuda a prevenir fracturas en un futuro y a mejorar tu calidad de vida. Necesitamos huesos fuertes para toda la vida. Si el resultado es normal, la solicitaremos cada dos años. En algunas situaciones particulares (si padeces ciertas enfermedades, recibes algún tipo de medicación o tienes algún antecedente de importancia) podríamos realizarla antes. Los protocolos varían de un país a otro.

Otras situaciones que pueden afectar a la salud de los huesos son la menopausia precoz (insuficiencia ovárica primaria), haber tenido un trastorno de conducta alimentaria, la amenorrea hipotalámica funcional, fumar, haber tomado

corticoides mucho tiempo o haber sufrido alguna enfermedad endocrinológica. En estos casos es recomendable que
te soliciten la densitometría ósea antes de la menopausia, sobre todo para ayudarte a prevenir fracturas y fortalecer tus
huesos.

«¿Por qué me recomiendas hacerme un análisis de sangre?».
Con un análisis de sangre podemos mejorar la calidad de
vida de tu yo futuro y empezar a prevenir muchas situaciones que te robarán bienestar y años de vida si no haces los
cambios necesarios. Un análisis de sangre puede mostrarnos
signos tempranos de lo que con el tiempo podría convertirse
en diabetes tipo 2, enfermedades cardiovasculares, hipotiroidismo, déficit de nutrientes, anemia, problemas en el hígado
o inflamación de bajo grado, que es el escenario que inicia
muchas enfermedades. Según tus valores de colesterol LDL,
HDL, triglicéridos, glicemia, hemoglobina glicosilada, transa-
minasas, vitamina D, homocisteína, hormonas tiroideas, hormonas sexuales, vitaminas y minerales, entre otros, podremos
darte recomendaciones de estilo de vida: nutrición, ejercicio
físico, descanso, meditación, contacto con la naturaleza, acudir a otros especialistas, etc.

NO OLVIDES COMPLETAR LA REVISIÓN CON LA DISCUSIÓN
DE LOS RESULTADOS

Un error que suelo observar es que acudimos puntuales a la
revisión ginecológica y luego nos olvidamos de ir a comentar
los resultados. Con todos los avances tecnológicos, es frecuente que esta consulta pueda hacerse por vídeo, teléfono, correo

electrónico o la vía que te sea más cómoda según tu estilo de vida y tus horarios.

Mi recomendación es priorizar esta consulta, ya que es una forma de cerrar correctamente la revisión anual. Nos sirve para confirmar que todo ha salido bien, que no tenemos ningún problema, y para interpretar de manera adecuada las pruebas diagnósticas. Muchas veces queremos ahorrarnos ese tiempo y examinamos los resultados por nosotras mismas. Mi experiencia es que quedamos más confundidas que antes de ir a la revisión, vemos palabras que no entendemos, nos asustamos y acudimos al doctor Google, donde encontramos mucha información, términos que nos preocupan o desconocemos, y por lo general el diagnóstico es cáncer.

Con mucha frecuencia recibo en mis consultas a mujeres angustiadas porque revisaron sus resultados, encontraron cosas que ellas interpretaron como terribles y han pasado muchos días agobiadas, hasta que acuden a la consulta. La mayoría de las veces no tenían ninguna alteración o, si la tenían, se trataba de algo muy leve de fácil solución.

Dejemos lo más valioso, nuestra salud, en manos expertas. Busquemos un profesional que nos transmita confianza y seguridad y deleguemos todos esos resultados, diagnósticos y recomendaciones en esa persona. Es en esa consulta de resultados cuando podemos darte sugerencias más personalizadas y dejarlo todo apuntado en tu historia para comprobar si lo que hacemos por ti está funcionando.

Una reflexión personal para ayudar a priorizarte: ¿quién cuida a la cuidadora?

Con frecuencia converso con mujeres que afirman que, entre las prisas y las obligaciones diarias, no tienen tiempo para hacerse una revisión de rutina y la van dejando. Otras acuden a la revisión, me cuentan sus problemas de salud y sus síntomas, pero luego no logran sacar el tiempo necesario para hacer los exámenes que les pido ni para venir a discutirlos y buscar soluciones. Como consecuencia, los problemas no hacen más que empeorar. Con esta reflexión aspiro a cambiar esa realidad.

Priorizar nuestra salud implica dedicar tiempo a las revisiones rutinarias aun cuando no tengamos ningún problema, realizarnos las pruebas que nos indiquen, y culminar el proceso confirmando que los resultados son correctos o siguiendo las recomendaciones que nos den. Con el sencillo gesto de apuntarnos en la agenda la fecha de la revisión anual y destinar un tiempo a ese acto de amor propio ya estamos dándonos un mensaje muy poderoso: «Soy importante, mi salud es lo más importante, quiero estar sana, me ocupo de mí».

Muchas de nosotras somos cuidadoras, madres, abuelas, tías, esposas; muchas tenemos a nuestro cargo a algún familiar enfermo, y tendemos a dejarnos las últimas después de nuestra larga lista de responsabilidades y tareas. Este mensaje es para ti:

**Si tú estás bien, todos estarán bien.
Si tú estás mal, no podrás ayudar a nadie.
Priorizar tu salud es un acto de amor hacia ti,
hacia tus seres queridos y hacia toda
la humanidad.**

Muchas mujeres arrastramos culpa, una vocecita interior que viene del subconsciente y nos hace creer que somos egoístas por regalarnos tiempo para cuidar de nuestra salud, por priorizarnos. Esa misma voz nos lleva a sacrificarnos, abandonarnos e ir con la agenda llena de compromisos y trabajo, sin un momento para nosotras. Sé que es difícil cambiar creencias, pero no imposible. Lo primero es empezar a cuestionarnos dónde nacen esas creencias, porque muchas veces las mantenemos por simple repetición. Para cambiarlas hay que cuestionarlas y empezar a reemplazarlas por otras que nos ayuden a vivir más tranquilas y sanas.

La mejor inversión a largo plazo es destinar tiempo diario al cuidado de la salud. Este tiempo dará sus frutos y se traducirá en años de vida útil para compartir con nuestra familia y desempeñar nuestras funciones dentro de la sociedad.

Llegadas a este punto ya estamos felices y con un peso menos: «Ya he salido de eso, qué alegría», «Ya he pasado la ITV».

ACCIÓN PRÁCTICA

A partir de ahora considera la revisión ginecológica como un momento de autocuidado, como una cita con tu yo saludable del futuro. Aparta un tiempo en la agenda para acudir una vez al año o siempre que tengas alguna duda o problema.

Lleva a la revisión tu cuaderno o libreta de la estrella de la salud con las anotaciones que necesites comentar con tu ginecólogo.

Al salir, regálate un pequeño obsequio por haber priorizado tu salud y tu bienestar: un café con una amiga, un paseo, un libro… Esta acción refuerza en tu cerebro de manera positiva el cuidado de tu salud integral.

2

Un viaje por las diferentes etapas de nuestra vida

Vamos a emprender juntas un viaje desde la menarquia hasta la menopausia, los dos grandes rituales de paso en el mundo hormonal de la mujer, para entender cómo funcionan nuestras hormonas y la influencia que tiene nuestro estilo de vida sobre el bienestar hormonal.

La salud femenina integral comienza desde muy pequeñas, desde las primeras enseñanzas que recibimos, los mensajes que nos llegan y las creencias que acumulamos a lo largo de la infancia. Ahí nace el concepto que nos formamos acerca de nosotras mismas y la manera como nos percibimos.

Desde niñas aprendemos a relacionarnos con nuestro cuerpo, a nombrar sus distintas partes; imitamos costumbres, construimos hábitos y poco a poco vamos creando nuestras rutinas y nuestra manera de ser y estar en el mundo. A menudo nos cuesta llamar a los genitales por su nombre, como si de algo malo se tratase. Utilizamos eufemismos de lo más imaginativos y variados para hablar de la vulva. Todo, menos la palabra «vulva». Muchas mujeres confunden la vagina con la vulva. Muchas veces no se han visto los genitales. Todo esto debe cambiar, porque tener una buena relación con el propio cuerpo y conocerlo por completo es parte de la salud, y se logra con educación y trayendo a la conversación nuestra salud menstrual. Rompiendo con la desinformación.

La menarquia de Lucía

A sus diez años, Lucía ya tenía pelitos en las axilas y el olor del sudor le había cambiado. De vez en cuando mostraba reacciones poco habituales ante sus padres. Su cuerpo se transformaba poco a poco y empezaba a parecerse al de Martina, su hermana mayor.

Lucía tenía mucha curiosidad, quería saber, y le pidió a su madre que le explicara qué era eso de la regla de lo que tanto hablaban sus amigas mayores. ¿Por qué Martina usaba esas compresas que guardaban en el baño? ¿Por qué sangraba? ¿Era peligroso? ¿Dolía? ¿Por qué a las mujeres les sucedía eso? ¿Por qué solo a las mujeres? ¿Por qué a su hermano no? ¿Por qué el otro día su tía Julia lloraba y decía que tenía miedo porque se le había ido la regla? ¿Qué misterios encerraba la regla? ¿Era buena? ¿Era mala? Se sentía tan confundida y deseosa de respuestas…

Esa misma tarde, Lucía, sus padres y sus hermanos se sentaron a conversar mientras merendaban algo de fruta. Así comenzó una de las conversaciones más importantes que mantendrían en familia. Sus padres se lo explicaron todo sobre la menstruación de forma natural y clara.

Qué diferente sería la salud integral de muchas mujeres si hubieran recibido esa información en su niñez.

Las mujeres tenemos un «superpoder»: el ciclo menstrual. Ocurre gracias a una orquesta que funciona de manera armónica y equilibrada. La directora de orquesta se encuentra en el cerebro; se trata de una glándula llamada hipófisis que a su vez es hogar de varios de los directores de orquesta más importantes del cuerpo. Es una de las grandes responsables del equilibrio hormonal. A su vez, la hipófisis recibe órdenes de otro jefe mayor, el hipotálamo, que está en continua comunicación con nuestras emociones y pensamientos, con todo lo que nos pasa por la mente.

Todo, absolutamente todo, está interconectado con el ciclo menstrual: la energía que proviene de los alimentos que comemos, el ejercicio físico que realizamos, el descanso, las horas que dormimos, el amor que recibimos y damos, las posibles amenazas a las que nos exponemos... Todo afecta de una forma u otra a nuestro ciclo menstrual.

Cuando el cuerpo está preparado, los ovarios reciben órdenes de la hipófisis para empezar a trabajar. Si todo funciona correctamente, comienzan a producir estrógenos, una hormona con numerosas funciones más allá de la reproducción.

Ese despertar de nuestros ovarios produce un aumento de los estrógenos. Esta hormona es la responsable de que aumente el tamaño de los pechos, comiencen a ensancharse las caderas y se acumule un poco más de grasa en muslos, glúteos y pechos. También modifica nuestra conducta y nuestros intereses; sufrimos una de las transformaciones más drásticas que tendremos a lo largo de la vida: es la pubertad y sucede entre los nueve y los dieciséis años.

Este despertar hormonal nos lleva a tener la primera menstruación, o menarquia, un acontecimiento que en muchas culturas conlleva una gran celebración y en otras se oculta y es motivo de vergüenza, algo de lo que no se habla. Durante siglos, la regla se ha asociado a toda clase de mitos, prohibiciones, desinformación, y sobre todo ha sido motivo de vergüenza. Para la mujer que la vive como una enfermedad mensual por la que hay que pasar sufriendo, a escondidas, sin que nadie se entere, supone una gran limitación.

La regla, menstruación o periodo es el resultado de un ciclo menstrual en el que no ocurrió el embarazo. Para llegar a tener ciclos necesitamos que los ovarios funcionen correctamente, que tengan óvulos y que la hipófisis produzca la hormona que estimula dichos folículos, llamada hormona foliculoestimulante (FSH). Cuando esta llega al ovario, ordena a un grupo de folículos que empiecen a crecer, como si reclutara a un equipo de jugadores, y estos inician una carrera en la cual solo gana uno y los demás mueren. El folículo ganador es el dominante y es el que ovulará durante ese ciclo.

A medida que crece, el folículo produce estradiol, el cual ayuda a hacer crecer el endometrio, la capa que se encuentra dentro del útero, para formar una especie de colchón donde pueda desarrollarse el embrión en caso de que haya fecundación. Con la liberación de estradiol, la hipófisis produce otra hormona encargada de producir la ovulación, la LH u hormona luteinizante. El folículo, que es como una bolsita de líquido, se rompe y libera el ovocito, la célula que contiene nuestra carga genética y nos permite reproducirnos. Una de nuestras trompas atrapa el ovocito y, mediante unos pelitos delicados llamados cilios que hay en el interior de la trompa, lo mueve hasta el tercio externo, lugar donde espera entre unas doce y veinticuatro horas a que llegue un espermatozoide y lo fecunde.

Si no sucede la fecundación, el ovocito muere. En el ovario, el lugar donde ocurrió la ovulación, se forma una especie de cicatriz llamada cuerpo lúteo que se encarga de producir progesterona, una hormona con importantes funciones, entre ellas mantener el embarazo si se produce. A los catorce días de la ovulación, si no ocurre el embarazo, bajan los niveles de progesterona. Esto trae como resultado que se desprenda ese colchón, esa capa endometrial que estaba creciendo, la cual cae junto a la sangre y el flujo formando el flujo menstrual.

La regla no es más que el endometrio que se desprende en cada ciclo menstrual en el que no ocurrió un embarazo.

La regla no es algo sucio ni vergonzoso. Es un proceso normal en las mujeres en edad reproductiva. Para que ocurra un ciclo menstrual normal, nuestro cuerpo debe estar sano. Eso quiere decir que nuestra orquesta hormonal funciona con armonía.

Hablar de la regla con naturalidad y dejar atrás todos esos mitos y la cultura de la vergüenza hacia todo lo relacionado con la salud femenina es un avance en salud integral. Nos libera de tabúes y nos permite centrarnos en lo que realmente importa, nuestro bienestar.

La relación de los problemas menstruales con la salud integral

Para tener menstruaciones regulares necesitamos un porcentaje mínimo de grasa corporal, alimentarnos correctamente, y eso incluye las grasas saludables, porque a partir del colesterol nuestro cuerpo fabricará las hormonas sexuales. Necesitamos dormir bien, estar bien desde el punto de vista emocional, movernos; en pocas palabras, estar sanas. Por eso la regla es un reflejo de nuestra salud general.

Seguramente te habrá sucedido que, después de una época con más estrés laboral, viajes, cambios en las rutinas o poco ejercicio, tu regla haya cambiado. Muchas pacientes me comentan: «Doctora, últimamente tengo reglas más dolorosas. Antes no era así». Cuando les pregunto por los tres últimos meses me cuentan que han vivido cambios de rutinas o algún evento estresante, o que han abandonado los hábitos saludables. Cuando hay dolor, suele ser reflejo de inflamación. Nos inflama dormir poco, alimentarnos mal, movernos poco, tener exceso de estrés o vivir sucesos que el cuerpo interpreta como amenazas. En este caso, me gusta ver esos síntomas como mensajeros que nos envía el cuerpo para que le hagamos caso y revisemos nuestro estilo de vida.

VEAMOS NUESTRA VIDA REPRODUCTIVA A TRAVÉS DE UNA GRANADA

Para explicarte el viaje entre la menarquia y la menopausia usaré de ejemplo una granada, fruta que numerosas culturas han visto como un símbolo de amor, fertilidad y prosperidad. Además, esta fruta me encanta por sus beneficios para la salud, ya que es rica en antioxidantes.

Nuestros ovarios se formaron cuando estábamos en el útero de nuestra madre. Dentro de ellos se encuentran los óvulos (ovocitos), las células que nos permiten reproducirnos porque contienen nuestra carga genética. Cuando nacemos tenemos alrededor de dos millones de ovocitos, que iremos perdiendo de forma natural porque esas delicadas células están programadas para morir. Esto se conoce como apoptosis o muerte celular programada.

Vamos a imaginarnos que nuestros ovarios son dos granadas y las semillas son nuestros óvulos. En el momento de la primera menstruación o menarquia, tenemos aproximadamente cuatrocientos mil ovocitos disponibles para usar durante toda la vida reproductiva.

Desde que empezamos a ovular, tal como te expliqué, la jefa hipófisis selecciona cada mes un grupo de semillas de la granada. De estas, una será la «ganadora» del mes, mientras que las demás salen del juego. Mueren. Esta pérdida de ovocitos ocurre independientemente de que tomemos pastillas anticonceptivas, estemos embarazadas o tengamos menstruaciones regulares. La velocidad con la que se pierden ovocitos depende de la genética, y también tiene alguna influencia nuestro estilo de vida. Se ha demostrado que el exceso de estrés oxidativo que produce el tabaco, la mala alimentación, el sedentarismo, los tóxicos, el estrés, etc., podrían dañar los ovocitos y acelerar ese proceso. De ahí la importancia de cuidar todos los elementos de la estrella de la salud que te enseñaré en la segunda parte.

A partir de los treinta y cinco años se acelera la velocidad a la que la granada va perdiendo semillitas, y disminuyen la cantidad y la calidad de nuestros ovocitos. Esto trae como consecuencia una disminución progresiva de la fertilidad natural. A partir de los treinta y siete años y medio se acelera esta pérdida natural, y el «banco de óvulos» disminuye con el paso del tiempo. Este banco es lo que se conoce como **reserva ovárica**.

**La reserva ovárica disminuye
progresivamente en la mujer, en especial
a partir de los treinta y cinco años.
Esto se asocia a la disminución
de la fertilidad natural.**

Con el paso del tiempo, la granada agota poco a poco sus semillas. El reloj biológico de los ovarios es diferente al del resto del organismo. A partir de los cuarenta años podemos notar signos tempranos de esa transición que se inicia lentamente, como ciclos más cortos (es decir, tener la regla de manera más seguida) o síntomas premenstruales que antes no sentíamos; por ejemplo, molestias en los pechos, cambios de humor e irritabilidad.

Todas estas señales sutiles nos informan de que existen ciertos desequilibrios en esa «orquesta perfecta» que es el ciclo menstrual. Podemos tener ovulaciones más rápidas e inmaduras, puede haber menos progesterona en comparación con los estrógenos, y esto se refleja en esos síntomas. Muchas mujeres se quejan de reglas irregulares, más abundantes o dolorosas, acné, cambios de humor o irritabilidad, y es que son etapas de grandes cambios hormonales.

**Los extremos de la vida reproductiva
de la mujer, la adolescencia y la transición
hacia la menopausia, son muy parecidos,
por eso muchas mujeres dicen que la
perimenopausia es una segunda
adolescencia.**

La primera hormona que empieza a disminuir es la progesterona. Esto se debe a que en algunos ciclos podemos tener ovulaciones más rápidas o incluso no tener ovulación. La causa es la calidad de los óvulos, pero puede acentuarse por un mal estilo de vida.

En la transición a la menopausia, lo impredecible es la norma. Hay mujeres que apenas notan cambios; un día tienen la última regla, y ya. En cambio, otras mujeres pasan años con síntomas molestos. Lo principal es saber que todo se puede mejorar. Disponemos de muchas herramientas. Mi lema es que no hay nada que aguantar; queremos vivir bien.

Ante esas primeras molestias, si notas cambios en tu calidad de vida, no dudes en buscar soluciones, y sobre todo en modificar tus hábitos si hace falta. Este es un momento excelente para emprender los cambios necesarios para vivir con plenitud. En la segunda parte te hablaré de los pilares de la salud integral, y en la tercera, de cómo implementar un estilo de vida saludable a tu medida que te sirva para siempre.

Finalmente, la última regla marca el desenlace de la etapa reproductiva. Esta ocurre cuando las granadas de nuestra historia se quedan sin semillas. En ese momento la hipófisis intenta estimular los ovarios, pero estos ya no responden porque se ha agotado la reserva ovárica. Este momento representa la jubilación de los ovarios. Causa una disminución de los estrógenos, la progesterona y la testosterona, lo cual producirá la mayoría de los problemas que pueden presentarse durante el climaterio.

Seguramente te acuerdes de esta historia cada vez que veas una granada.

3
La educación sexual y hormonal puede transformar nuestra vida y ahorrarnos muchos problemas

Hace unos meses tuve una de las oportunidades más bonitas de mi vida, una experiencia que me permitió reflexionar sobre muchos aspectos de mi profesión y de mi rol como madre. El colegio de mis hijos me invitó a dar una clase sobre reproducción a los niños de sexto. «Como estamos estudiando la reproducción, la pubertad y las hormonas, y eres especialista en el tema, nos encantaría que se lo explicaras tú». Respondí que sí, por supuesto; me sentí muy honrada e ilusionada con esa oportunidad tan linda.

Cuando la fecha se acercaba y tenía que preparar la clase, me surgieron mil dudas sobre qué explicarles. ¿Cuánto sabían los niños? ¿Qué términos usar? No quería hablarles de cuestiones muy complejas ni aburrirlos con conceptos demasiado básicos. Creo que ha sido uno de los momentos de mayor desafío y responsabilidad de mi vida. Parece algo sencillo, pero de lo que yo les dijera a estos niños dependería la idea que se formaran sobre la sexualidad. Tenía que cuidar cada palabra, ser impecable.

Conversé con varios padres y madres del colegio para contarles que iba a dar esta charla. Quería saber si habían hablado con sus hijos de este tema, qué sabían, hasta qué punto podía explicarles. A todos les pareció una buena idea y coincidieron en que era mejor contarles la verdad absoluta antes de que investigasen en internet o con otros amigos.

Traigo esta anécdota para dejar clara esta reflexión: no hay nada mejor para la salud que el conocimiento adecuado de nuestro cuerpo, de cómo funcionan nuestras hormonas, de cómo prevenir enfermedades, de qué esperar. Toda esta información nos da tranquilidad, poder, nos permite entendernos. Por el contrario, la desinformación genera dudas, miedos, tabúes, vergüenza. Estar informadas desde pequeñas sobre cómo funciona el cuerpo, los nombres de todas sus partes, cuándo algo es normal y cuándo no, es un derecho.

La charla con los niños de sexto, entre ellos mi hijo mayor, fue una de las experiencias más hermosas de mi vida. Sentí una gratitud inmensa por haber estado allí. Esos niños despertaron en mí mucha ternura. Y lo entendieron todo perfectamente, estaban muy bien informados, con unas ganas de aprender que daba gusto. Hacían muchas preguntas y algunas bastante avanzadas; tenían curiosidad e interés.

Como profesional, estoy convencida de que necesitamos informar a las niñas, adolescentes y mujeres de todas las edades sobre las diferentes etapas por las que atravesamos en la vida: qué cambios esperar, cómo prevenir, qué responsabilidades implica la práctica de una sexualidad responsable, cómo funciona el ciclo menstrual, qué métodos anticonceptivos existen, cómo son la fertilidad, la transición a la menopausia y el climaterio. Conocernos nos permite disfrutar de la vida con plenitud, estar conectadas con nuestro cuerpo, escucharlo y darle los cuidados que precisa en cada una de estas fases.

Llevo años atendiendo a mujeres que no conocen cómo funciona su ciclo menstrual ni la fertilidad humana, mujeres a quienes la menopausia les llegó por sorpresa, que no tenían ni idea de los cambios que iban a experimentar. Mujeres muertas de miedo porque por primera vez se vieron los genitales en un espejo y descubrieron algo que no sabían si era normal. Mujeres que no han experimentado nunca un orgasmo porque no se han atrevido a comunicarse con su pareja y explicarle qué les gusta.

Muchos problemas sexuales tienen su raíz en la desinformación, en la falta de educación apropiada, en mitos que oímos y que se perpetúan a través de los tiempos, limitándonos como seres humanos integrales. Por eso tenemos la responsabilidad de llamar a las cosas por su nombre, de hablar con claridad de sexualidad y de informar a las niñas y adolescentes con palabras apropiadas; sin secretos ni eufemismos; con naturalidad. Necesitamos sentarnos desde temprano a tener esas «conversaciones incómodas» que suelen atemorizarnos. No hay que esperar a que pase el tiempo, porque nuestras chicas buscarán la información donde sea más fácil encontrarla, pero no siempre será la adecuada ni la que más las ayude.

La sexualidad con responsabilidad

Hoy más que nunca, con el impresionante avance de la tecnología y el fácil acceso a información de todo tipo, debemos proporcionar a los niños y adolescentes la información correcta acerca de la sexualidad. De lo contrario, la buscarán en las redes mediante el consumo de pornografía. Esta información que se aleja de la realidad puede ser muy negativa para sus relaciones, su autoestima, la relación con su cuerpo y la idea que se formen sobre las relaciones sexuales.

Comunicarnos sin tabúes y con naturalidad es la clave para educar a personas más responsables y conscientes, y evitar problemas en la salud sexual futura. Debemos informar sobre la responsabilidad que implica tener relaciones sexuales, sus posibles consecuencias y las precauciones que debemos tener en cuenta.

TODA ADOLESCENTE DEBERÍA CONOCER...

- Los nombres de todas las partes de su cuerpo.

- Cómo funciona el ciclo menstrual y qué esperar en las distintas etapas vitales: adolescencia, fertilidad, transición a la menopausia, menopausia y climaterio, así como las diferentes opciones que tenemos para vivirlas con salud.

- Que la regla no debe doler y cuándo consultar al ginecólogo.

- Cómo tener una sexualidad responsable y plena.

- Cómo prevenir un embarazo no deseado y las infecciones de transmisión sexual.

- Las consecuencias del tabaco, el alcohol y otras drogas sobre nuestra salud física y mental.

- Que el ejercicio de fuerza nos ayuda a construir huesos fuertes y nuestro yo futuro lo agradecerá.

- Que todo lo que subamos a internet se quedará para siempre. Que hacer un uso responsable y respetuoso de las redes sociales es parte de la buena salud.

4

La maternidad, la no maternidad y todo lo que nos gustaría que nos explicaran

Desde que tenemos la primera regla oímos hasta el cansancio frases del estilo de: «Cuidado con un embarazo», «Ahora ya te puedes quedar embarazada, mucho cuidado», y así, poco a poco, vamos llenándonos de miedo hacia un embarazo no deseado.

«¡Tener un hijo es mucha responsabilidad! Es lo más bonito del mundo, pero mucha responsabilidad». «Es mejor que antes vivas: viaja, estudia, fórmate, ten una carrera, conoce gente y luego ya tendrás tiempo». «Cuando llegan los hijos, todo cambia; disfrutad de la relación y de compartir tiempo juntos». «Criar a un hijo es de lo más difícil del mundo, por no hablar del dinero que cuesta». Después de toda esta información que nos llega por distintas vías, casi parece una temeridad comenzar a buscar un embarazo, tomar esa decisión. En general, la sociedad nos educa para evitar un embarazo. Decidir tener un hijo se vuelve un acto a contracorriente y, como resultado, muchas mujeres deciden postergarlo cada vez más.

En mi consulta veo a mujeres que cada año dudan, no saben qué hacer. Les gustaría ser madres, pero no encuentran el momento: tienen miedo a la incertidumbre, a que les cambien las rutinas, a dejar de dormir, a las preocupaciones relacionadas con el embarazo y la maternidad, a los cambios físicos, a dejar de ser ellas mismas, a dejar de evolucionar profesionalmente, a perder libertad, a no poder viajar tanto como les gustaría, a tener que cambiar de vivienda, y una larga lista de dudas relacionadas con cómo sería su vida siendo madres.

Por supuesto, cada mujer tiene una situación distinta, así como una opinión muy variable sobre la maternidad. Algunas me dicen que están convencidas de que quieren ser madres y otras no están tan seguras. Algunas sucumben a la presión social de su grupo de amigos, de sus padres o suegros, su pareja o hermanos; al entorno que no deja de hacer comentarios con muy poco tacto, como: «Y vosotros para cuándo», «Se te va a pasar el arroz», «¿No te gustaría ser madre?», «No seas egoísta», «Queremos tener nietos», «Quiero ser papá» y otros por el estilo. Desde luego, estos comentarios se hacen sin mala intención. Son convencionalismos sociales que venimos arrastrando de generaciones previas, pero debemos saber que pueden causar mucho daño. Nadie debe influir ni opinar sobre las decisiones de maternidad o no maternidad de ninguna persona.

Poco a poco la sociedad se está transformando y cada vez hay más mujeres que expresan abiertamente su decisión de no ser madres sin tener que dar ninguna explicación.

La maternidad es opcional. No ejercerla no nos resta valor, y no necesitamos justificar el porqué de ninguna de nuestras decisiones reproductivas ante nadie.

Aun así, es importante que reflexiones y te concedas momentos para escucharte y definir qué quieres realmente. Ser madre es una decisión que te cambiará la vida y, en efecto, es una gran responsabilidad. Necesitas convicción plena. Jamás debemos acceder a tener hijos para complacer a otros, para llenar un vacío en nuestra vida ni porque es el paso con el que hay que cumplir.

Muchas mujeres piensan que deben sentir instinto maternal y un deseo superfuerte de tener un bebé. Que deberían experimentar una gran emoción al ver a otros niños o cuidar de ellos, y que, si no, no sirven para ser madres. Esto no es necesariamente así. Ese instinto no es tan notorio en todas las mujeres, y el vínculo suele fortalecerse con el tiempo. Tengo pacientes que me dicen: «Es que no sé si soy buena para tener hijos; me da miedo hacerlo mal. Veo niños y no siento nada; creo que nací sin instinto maternal; tal vez ser madre no sea para mí». La verdad es que no puedes saberlo. Nos han enseñado a querer tener el control; a querer tener la certeza y el dominio de todas las situaciones; a que todo sea previsible y seguro. Todo lo demás nos da miedo.

La maternidad es el posgrado de lo imprevisible.

La maternidad es una escuela para aprender poco a poco a soltar el control, a estar preparadas para los cambios. Es un mundo de transformaciones desde el primer día. Cuando sientes que te has adaptado a una etapa, de repente todo vuelve a cambiar.

Personalmente, ser madre me enseñó a confiar y a soltar lo que no dependía de mí. Transforma el cuerpo, cambia la manera de ver muchas cosas, surgen inseguridades nuevas. Asimismo, vamos aprendiendo, creciendo, madurando, sacando recursos que no sabíamos que teníamos. Es una experiencia desafiante e intensa que nos pone a prueba en muchos sentidos.

Por eso no me cansaré de insistir en que te escuches, te conozcas y pases algo de tiempo en soledad, preferiblemente en contacto con la naturaleza, que es la mejor aliada de nuestra espiritualidad. Todas las respuestas a las preguntas importantes las tenemos nosotras mismas. Solemos pedir opinión a mucha gente; sin embargo, casi siempre sabemos la respuesta. Muchas veces buscamos aprobación o simplemente eludir la responsabilidad.

Nunca es el momento perfecto para ser madre.

La decisión de ser madre siempre llega acompañada de dudas y algo de miedo. Supone acceder a un mundo nuevo y desconocido. Debemos evaluar, sobre todo, si realmente queremos serlo, si nuestra vida tal cual está nos permite asumir este nuevo rol, y algunos otros factores, como: quién nos apoyará durante la crianza del bebé (pareja, padres, familiares o amigos), nuestra situación financiera, nuestra salud en general y nuestro plan de vida. Si tenemos pareja, otro paso previo fundamental es decidir entre ambos qué tipo de proyecto de familia y modelo de crianza queremos para nuestros hijos. Estas reflexiones nos ayudarán a sentirnos más tranquilas y a saber qué esperar. Nos darán serenidad.

Por otra parte, quizá una de las conversaciones incómodas más importantes que debemos mantener antes de formalizar una relación incluye expresar nuestros deseos de maternidad o no maternidad. **Antes de comprometerse, muchas personas tienen claro que no quieren hijos y así lo expresan.** Otras veces no hablan del tema; lo evitan porque piensan que pueden cambiar de opinión con el tiempo. Lo cierto es que en mi consulta he visto a muchas parejas con conflictos porque uno de los miembros no quería tener hijos y el otro sí, lo que resulta en una separación por diferencias en el proyecto de vida o en que uno asuma traer un hijo al mundo sin estar convencido. Comenta siempre tus deseos, miedos y proyecto de vida con tu pareja antes de formalizar una relación. Otra cosa es lo que luego encontremos en el camino, ya que, insisto, no lo controlamos todo; sin embargo, partiendo de una base de honestidad, confianza y transparencia, podremos construir un proyecto de familia alineado con nuestros valores, que nos dé paz.

¿QUÉ PASA SI TENGO CLARO QUE NO QUIERO SER MADRE?

No pasa nada. No todas las mujeres seremos madres, eso está claro. Una vez tomada la decisión, no necesitas justificarte ante nadie: ni familia, ni amigos, ni el resto de la gente. Ser madre no es un requisito para sentirte completa ni una imposición social. Es una elección. Una de las ventajas que tenemos hoy en día es que podemos planificar y decidir nuestro futuro reproductivo. Tenemos los medios y la información. La única persona ante la que tienes que rendir cuentas eres tú. Ahora que sabes y asumes qué quieres con respecto a esta faceta de tu vida, comunícalo a tus seres queridos y a tu ginecólogo en la próxima revisión.

Si no quieres ser madre, comunícaselo a tu ginecólogo en la próxima revisión de rutina. Esto nos ayuda a tenerlo presente para no seguirte hablando de fertilidad y posibilidades de embarazo.

Si tienes pareja estable, revisa tu método anticonceptivo. Puede que sea más cómodo para ti un método más duradero, como un DIU o un implante, o incluso un método definitivo. Discute tus opciones con tu ginecólogo.

ME GUSTARÍA SER MADRE, PERO TENGO DUDAS

Decidir ser madre da miedo. Lo sé. Es un cambio que produce vértigo. Y si resolvemos dar el paso queremos tenerlo todo controlado. Algunas mujeres llegan a mi consulta queriendo controlarlo absolutamente todo: el mes en que nacerá el bebé, el tipo de parto que tendrán y hasta el colegio adonde lo llevarán. Todo esto puede generar ansiedad anticipatoria y preocupaciones innecesarias. Recuerda, vive el presente para evitar agobios. Debemos aprender a convivir con un poco de incertidumbre y con la única certeza en esta vida: no lo controlamos todo.

Soltar el control te dará paz y libertad.

Tomar la decisión de buscar un embarazo es racional, pero también un salto de fe en tu cuerpo y todo lo que eres capaz de hacer.

¿Qué debo hacer para empezar a buscar un embarazo?

Lo ideal es pedir cita con tu ginecólogo para una consulta preconcepcional. Se trata de una revisión de rutina donde te harán las pruebas habituales: citología, ecografía transvaginal, análisis de sangre y, si es necesario, alguna prueba adicional, como una ecografía mamaria o una mamografía. Estas pruebas sirven para confirmar que estás sana; indicarte si debes tener alguna precaución adicional antes de quedarte embarazada, si necesitas algún suplemento o recomendación nutricional, o si debes esperar un tiempo porque hay algún riesgo; y resolver tus dudas y las de tu pareja. El objetivo principal de la consulta preconcepcional es prevenir todo lo que esté en nuestras manos para que tanto tú como tu bebé estéis sanos y libres de complicaciones. La idea es evitar disgustos para que vivas tu embarazo con tranquilidad y plenitud.

¿CUÁNDO PEDIR AYUDA AL GINECÓLOGO SI ESTÁS BUSCANDO QUEDARTE EMBARAZADA PERO NO LLEGA?

- Si tienes menos de treinta y cinco años, puedes intentarlo durante un año.

- Si eres mayor de treinta y cinco años, recomendamos acudir a la consulta si no has logrado el embarazo después de seis meses intentándolo.

- Si tienes cuarenta años o más, aconsejamos visitar a un especialista en fertilidad apenas inicies la búsqueda de embarazo.

Algunos consejos que solemos dar en la consulta:

- **Indicarte un suplemento de folatos.** Esta vitamina es importante para prevenir problemas en el tubo neural del bebé. Actualmente se prefiere recetarla en forma de tetrahidrofolato porque alrededor del 50 % de las mujeres tiene una mutación que impide la absorción intestinal del ácido fólico, que es la forma más tradicional en la que se da esta vitamina.

- **Ofrecerte recomendaciones de estilo de vida**, como cuidar la nutrición; evitar tóxicos como el tabaco, el alcohol o el exceso de cafeína; o tener un descanso adecuado. También te damos recursos para gestionar el exceso de estrés y otras sugerencias específicas para tu caso. En la segunda y la tercera parte del libro, en las que hablaré de la estrella de la salud, encontrarás muchos datos útiles para mejorar tu salud de forma integral en el camino a la maternidad.

Algunos aspectos que revisamos en la consulta:

- **Tus valores de vitamina D.** En la actualidad, la deficiencia de esta vitamina es frecuente, y se asocia con factores como los hábitos y el estilo de vida. Hoy en día sabemos que la vitamina D desempeña un papel muy importante en la fertilidad y el desarrollo del bebé.

- **Que no tengas problemas de tiroides** y haya que ajustarlos antes de buscar el embarazo o, si ya sufres de hipotiroidismo, hacer un seguimiento con tu endocrinólogo para modificar la dosis de medicación de modo que la TSH se encuentre en valores óptimos en el momento de quedarte embarazada. Lo ideal es que esté por debajo de 2,4 mUI/L, sobre todo si presentas hipotiroidismo o problemas de fertilidad.

- **Que no tengas anemia.** Si la tuvieras, habría que estudiar la causa. Uno de los tipos de anemia más frecuente en las mujeres es la ferropénica o por falta de hierro, debida a menstruaciones abundantes o bajo consumo de alimentos ricos en hierro. Esta se puede resolver fácilmente, y es ideal hacerlo antes de quedarte embarazada porque, a partir del segundo trimestre, se produce anemia fisiológica del embarazo. Durante el parto hay un sangrado fisiológico de casi medio litro de sangre, y si llegas con anemia a ese momento te costará un poco más recuperarte. De estas pequeñas cuestiones sencillas de resolver con una simple consulta depende que tengas una experiencia agradable y te recuperes más fácilmente.

- **Que hayas pasado la toxoplasmosis.** Esto nos ayuda a explicarte las precauciones que debes tener durante el embarazo. La toxoplasmosis en mujeres sanas suele darse sin ningún síntoma o como un resfriado leve; apenas nos enteramos. Una parte de las mujeres son inmunes a la toxoplasmosis porque han tenido contacto con el parásito y han desarrollado anticuerpos que las protegen. Esto puede observarse en un análisis de sangre.

- **Tu estado de salud en general.** Si tienes alguna enfermedad crónica, como: asma, enfermedades autoinmunes, epilepsia, problemas del corazón… También miramos si estás tomando alguna medicación. En muchos casos lo ideal es hacer un control con tu especialista para valorar si hay que ajustar la dosis de algún medicamento.

La salud mental es fundamental

Tan importante como conocer tu estado de salud física es saber cómo está tu salud mental antes de buscar un embarazo. Muchas mujeres llegan a mi consulta con diagnóstico de ansiedad, ataques de pánico, depresión u otros problemas. Es una prioridad iniciar el embarazo con un control adecuado. Si estás haciendo terapia o tomando medicación, lo ideal es que pidas una cita con tu psicólogo o psiquiatra. Un control adecuado te ayudará a disfrutar de tu embarazo y a sobrellevar mejor los cambios que irás presentando a lo largo de las semanas de gestación y del posparto.

Ayúdate con los hábitos saludables. En la segunda y tercera parte del libro te explicaré muchas herramientas y principios que puedes aplicar para ayudarte a mejorar tu calidad de vida de la mano de tus especialistas.

SIENTO QUE NO TENGO INSTINTO MATERNAL. ¿CÓMO SÉ SI ESTOY PREPARADA PARA DAR ESE PASO?

Todas tenemos esa sabiduría interior, esa voz que nos guía y sabe lo que nos conviene y lo que no. Todas tenemos intuición. Solo tú verás cuál es tu camino a la realización personal. Nadie podrá darte una mejor respuesta que tu propia voz.

Un bebé no es una pieza que te falta: tú ya estás completa. Cuando mis pacientes empiezan a preocuparse porque están buscando un embarazo y no llega, siempre les digo: «Sobre todo, recuerda que esa personita vendrá porque lo deseáis mucho, porque aumentará vuestra plenitud; viene a un lugar donde todo está completo, hay amor, armonía y salud. No es una pieza que falta para que estéis completos como familia o para que tú estés completa». Eso le quita un poco de presión al tema, nos ayuda a cambiar el foco. Pasamos de poner toda la atención en cuándo llegará el bebé a disfrutar de cada día de vida, cuidar de nuestra salud, comer de manera más saludable, hacer ejercicio, ser mejores en nuestro trabajo, aprender otras cosas, etc.

¿CÓMO SÉ SI SOY FÉRTIL?

Muchas mujeres llegan a mi consulta con esta duda. Algunas están preocupadas por su fertilidad aun antes de intentar quedarse embarazadas. Saben de alguna amiga a la que le ha costado lograr el embarazo o han visto en las redes sociales que a muchas parejas les cuesta concebir. Tal vez este sea tu caso.

Lo más probable por estadística es que no tengas ningún problema para quedarte embarazada. Voy a explicarte algunas cosas para que sepas qué esperar.

Para la fertilidad, la edad sí importa; para casi todo lo demás es solo un número.

Para la fertilidad, la edad de la mujer es determinante. Es el factor que nos ayuda a predecirla con mayor precisión.

Recuerda la explicación de la granada. De nuestro «banco de óvulos» solo salen ovocitos. No fabricamos óvulos nuevos, sino que los gastamos a medida que pasa el tiempo. Por encima de los treinta y siete años y medio aumenta la velocidad de destrucción de los ovocitos, mientras que a los cuarenta años solo nos queda un 10 % de óvulos sanos. Esto explica que la fertilidad de la mujer vaya estrechamente ligada a la edad. Todas deberíamos conocer esta información para tomar decisiones conscientes con relación a nuestro futuro reproductivo.

Dada esta realidad biológica, que no ha cambiado desde que estábamos en las cavernas, puede costar un poco más lograr un embarazo a partir de los treinta y cinco años. No obstante, recibimos constantemente mensajes confusos por parte de los medios de comunicación: vemos a mujeres mayores de cincuenta años (modelos, actrices, personajes famosos) que han logrado un embarazo a esas edades. Estos mensajes, sumados a la falta de información en materia reproductiva, nos transmiten la falsa ilusión de que todo es posible. Pero no es así. Muchos de estos embarazos de mujeres mayores se han logrado mediante tratamientos de fertilidad. En muchos casos han tenido que recurrir a óvulos de una donante más joven. Esta realidad suele ignorarse, lo cual lleva a muchas mujeres a sentirse muy mal cuando no consiguen quedarse embarazadas a cierta edad. La verdad es que se trata de un problema frecuente en nuestra sociedad, y uno de los motivos tiene que ver con que hemos ido retrasando la edad de la maternidad porque las condiciones de vida han cambiado.

El objetivo de esta explicación es que seas dueña de tus decisiones, que tengas la información correcta y entiendas cómo funciona nuestra biología para usarla a favor de la vida que deseas construir.

Por otra parte, muchas veces ocurre que aún no tenemos la pareja, pero nos gustaría ser madres algún día. En estos casos podemos acudir a un centro de fertilidad para valorar la posibilidad de congelar óvulos.

¿QUÉ ES CONGELAR ÓVULOS?

Es un procedimiento médico que consiste en estimular los ovarios con una medicación en forma de inyecciones. Esta funciona de manera idéntica a la «jefa» que te comenté, la que se encargaba de estimular al equipo de óvulos para que uno fuera el ganador de la ovulación. ¿Recuerdas que los demás se morían? En este caso, los salvamos de esa muerte y los guardamos para cuando quieras utilizarlos. Aclaro que no mueren porque estuvieran defectuosos, sino porque de forma natural las mujeres ovulamos mediante un solo óvulo, y excepcionalmente dos. Con esta estimulación artificial, administramos una dosis de FHS superior a la que libera tu hipófisis, lo cual provoca que se estimulen más óvulos. De esta manera crece el equipo de óvulos completo.

Se realizan controles de los ovarios mediante una ecografía para ver su tamaño y cuándo están a punto de ovular. En ese momento se programa una pequeña intervención en el quirófano, y se aspiran a través de una aguja que se inserta en la vagina. De esta forma, tus ovocitos se conservan mediante una técnica llamada «vitrificación», que permite mantenerlos durante varios años. Si más adelante decides ser madre pero el embarazo no ocurre de forma natural, podrás recurrir a ellos.

Para lograr un embarazo con estos óvulos es necesario descongelarlos en el momento en que lo autorices y ponerlos a fecundar con el semen de tu pareja o de un donante. Se trata de un embarazo mediante fecundación *in vitro*. Al desarrollarse el embrión, se transfiere al interior de tu útero para que se implante y empiece su desarrollo.

¿Cuándo debo plantearme congelar mis óvulos?

Lo ideal es antes de los treinta y cinco años. Cuanto más joven seas en el momento de guardarlos, más posibilidades hay de que el tratamiento te permita lograr el embarazo en un futuro. Si tienes más de treinta y cinco años no significa que no puedas realizarlo. Cada caso es diferente, y debes valorar con tu médico tu reserva ovárica y tus posibilidades para tomar la decisión.

Congelar los óvulos es una opción más con la que antes no contábamos; sin embargo, no es una garantía de embarazo.

«QUIERO QUE ME PIDAS LA HORMONA DE LA FERTILIDAD»

Todos los días llegan a la consulta chicas que me dicen: «Quiero que me pidas la hormona de la fertilidad y me digas cómo está mi reserva ovárica para saber si puedo esperarme. Me gustaría ser madre algún día, pero ahora no estoy preparada». O también: «Vengo porque a mi amiga le midieron la hormona de la fertilidad y le dijeron que tenía una reserva baja; estoy preocupada».

La mal llamada hormona de la fertilidad es la hormona antimülleriana. Se puede medir con un análisis de sangre y nos ayuda a conocer la reserva ovárica. Este valor solo nos permite averiguar la cantidad aproximada de óvulos, pero no la calidad. No existe una prueba para medir la calidad de tus óvulos, pero sabemos que tiene mucha relación con la edad.

Cuando te realizamos una ecografía podemos hacer un recuento de folículos antrales, que consiste en ver la cantidad de folículos que tienen tus ovarios. La combinación de ambas pruebas nos permite informarte sobre tu cantidad de óvulos en ese momento, pero no sobre tu fertilidad.

La única manera de saber si eres fértil es intentar quedarte embarazada. La hormona antimülleriana tiene sus limitaciones.

EL POSPARTO Y TODO LO QUE NO NOS CUENTAN

El posparto es un momento en el que estamos tremendamente vulnerables. En mi opinión, nos sentimos como el recién nacido: confundidas, inseguras y sin entender mucho qué está sucediendo. Es un gran cambio hormonal.

Necesitamos tiempo para conocer a nuestro recién nacido, reforzar ese vínculo tan especial y estar cómodas, sin tener que guardar apariencias ni convencionalismos sociales. No es el momento. Podemos ayudar mucho a los nuevos padres respetando ese periodo tan especial; por ejemplo, preguntando si podemos ir a visitarlos o si prefieren que vayamos más adelante. Mucha gente prefiere esperar a que pasen varios días para que la madre se recupere. Hay que evitar coger al recién nacido o tocarlo. No es necesario a menos que seamos familiares muy cercanos, como los abuelos, y siempre hay que lavarse antes las manos. El sistema inmunitario del recién nacido está empezando a entrar en contacto con nuestro ambiente. El primer contacto debe ser con su madre y su padre.

Si queremos ayudar a la familia, podemos ofrecernos a cocinar, lavar platos o ropa, llevar comida o ir a comprar algo que necesiten. No vayamos a darles más trabajo ni mucho menos a explicarles cómo deben criar a sus hijos ni cómo lo hicimos nosotros, a menos que nos lo pidan. Es abrumadora la cantidad de consejos que suelen recibir la madre o el padre y la inseguridad que puede generar. Muchas veces lo hacemos con la mejor de las intenciones, por desconocimiento, pero es mejor no opinar. Evitemos dar consejos no solicitados, sobre todo a una madre. El juicio hacia nuestra forma de crianza es uno de los grandes desafíos de la maternidad.

No reconozco mi propio cuerpo

En ese momento de gran cambio hormonal podemos llegar a sentirnos muy confundidas. Hemos pasado semanas llenas de expectativas sobre el nacimiento: ¿cómo será el parto o cesárea?, ¿cómo será mi bebé?, ¿saldrá todo bien? Es ilusión mezclada con miedo, con incertidumbre, con un poco de presión por hacerlo bien, con muchas dudas.

De pronto pasa todo, a veces como una avalancha, como fue el caso de mi primer parto, sin darte tiempo a razonar. A veces es lento y agotador, como en el caso de las mujeres que tienen un trabajo de parto largo y laborioso. En otros casos es un momento sereno, hermoso, sublime. Esa fue la experiencia de mi segundo parto.

Lo cierto es que, tengas la experiencia que tengas, al finalizar el proceso sale la placenta, bajan drásticamente los niveles hormonales y aumentan la prolactina y la oxitocina, con lo que se crea eso que llaman *baby blues* o melancolía posparto. Se trata de una sensación rara, pues creemos que deberíamos estar muy contentas y, sin embargo, muchas mujeres sentimos tristeza.

Lo primero es no sentir culpa, entender que tiene que ver con el gran cambio hormonal que estamos viviendo. Es parte de la naturaleza humana. Piensa en cómo se comportan las diferentes especies de animales cuando tienen sus crías. Muchas incluso se ponen un poco agresivas para defenderlas de cualquier amenaza. Esos días se dedican a alimentar a esas indefensas criaturas, no hacen nada más. Y están haciendo algo grande para su especie. Las mujeres somos la única hembra de todo el reino que tiene a su bebé, pasa unos días criándolo a tiempo completo si es afortunada, y a las pocas semanas, como le exige la sociedad, se sube a unos tacones y se viste para ir a trabajar. Pretenden que estemos estupendas, rindamos igual que antes y seamos una madre ejemplar. Todo esto es una incoherencia biológica. He visto a tantas mujeres pasar por mi consulta y contarme lo abrumadas que se sienten, lo dura que ha sido la vuelta al trabajo, lo difícil que resulta rendir durmiendo tan pocas horas y ser comprensivas con sus hijos con toda esa presión alrededor... Todas esas imágenes que vemos en algunos medios de comunicación, en las que salen mujeres famosas estupendas al mes de haber tenido un hijo, nos crean una imagen irreal de la maternidad, unas expectativas imposibles de cumplir. Nos exigimos llegar a unos estándares inalcanzables para la mayoría de las mujeres, y eso crea frustración y culpa.

Nuestro cuerpo tarda varios meses en volver a ser el de los inicios del embarazo, y es bastante común que nos queden pequeñas «secuelas de amor». ¿Sabías que la barriguita que parece de cinco meses de embarazo, los pechos supergrandes, las areolas oscuras y la línea del ombligo, también oscurecida por nuestras hormonas, son mecanismos perfectos de la naturaleza que nos han ayudado a sobrevivir?

Cuando alumbramos la placenta después del parto, el útero se contrae, se cierra, para protegernos de un sangrado abundante. Es un mecanismo de protección natural para prevenir la hemorragia posparto.

Los pezones oscuros y grandes ayudan al bebé a identificarlos esas primeras semanas. Asimismo, la línea alba, esa franja oscura del abdomen, le permite reptar y seguir el camino hacia las mamas para iniciar la lactancia. ¿Qué te parece? Todo es perfecto cuando funciona a la perfección, claro está. Ese oscurecimiento tarda meses en desaparecer, y es normal.

La barriguita que nos queda también tarda unas cuantas semanas en menguar. El crecimiento del bebé necesita que los músculos abdominales se separen un poco para dar espacio, y se produce una diástasis o separación, que es la causa de esa barriguita. Siempre se lo explico a mis pacientes: lo que tardó cuarenta semanas en crearse necesita tiempo para volver a ser como antes; casi el mismo tiempo que el embarazo. No tengas prisa, disfruta de estos días. Sé por experiencia que no todo es disfrutable: no te agobies, disfruta lo que puedas, date permiso para tener un poco de caos. Para ser imperfecta.

Lactancia materna o artificial

Soy defensora de la lactancia materna. Está muy claro que es la alimentación ideal para el ser humano. Tiene muchas ventajas demostradas por la ciencia para el bebé y la mamá, y debería ser la primera opción.

Sin embargo, hay casos y casos. En muchas situaciones, la madre lo ha intentado y no ha habido manera de que funcione. Esto, llevado al extremo, puede causar mucho sufrimiento. Hay bebés que no quieren coger el pecho por más que se intenta. Y hay mujeres que eligen dar el biberón por su trabajo, porque han tenido partos difíciles, porque alguna condición les dificulta dar el pecho...

En fin, la lactancia es la mejor opción, pero no es válida para todas. Solo el bebé y la madre pueden decidir lo que más les conviene. Por suerte, disponemos de alternativas.

Entendamos con empatía y comprensión que cada mujer hace lo que cree más conveniente. Todas intentamos hacerlo lo mejor posible. Seamos una ayuda para otras; evitemos el juicio y las críticas.

El deseo sexual

A muchas mujeres, y sobre todo a sus parejas, les preocupa que después del nacimiento del bebé tienen menos apetito sexual. Esta situación puede prolongarse incluso varios meses. Es totalmente normal. El deseo sexual está relacionado con las hormonas y puede fluctuar a lo largo de las distintas etapas de la vida, según las circunstancias que estemos viviendo, el estrés, el descanso, lo atractivas que nos sintamos, etc.

Cuando acaba de llegar un bebé al hogar, y no te digo durante la cuarentena, sino durante todo el primer año, suele ser un caos. Nos cambia la vida, los horarios, las rutinas, la propia autopercepción. Hay muchos motivos para que suceda. Nuestro cerebro reacciona de manera diferente a los estímulos hormonales. En el posparto, las relaciones sexuales no suelen ser nuestra prioridad. Estamos tan metidas dentro del rol de madre que, sin querer, a veces dejamos de lado a nuestra pareja.

Es importante entender que se trata de un ciclo natural que toda madre vive en mayor o menor grado y que en algunas puede durar un poco más. Saber que no es nada grave, que pasará, no angustiarnos y conversar con nuestra pareja para dejar claro que es una fase puede ayudarnos a sobrellevarla.

Siempre digo a mis pacientes que debemos ser comprensivos entre todos (nosotras con nosotras mismas, y nuestra pareja con nosotras), tener paciencia y buscar otras formas de crear intimidad: caricias, conversaciones, abrazos… La nueva madre, poco a poco y a medida que lo desee, irá abriendo el espacio necesario para retomar las relaciones sexuales cuando se sienta preparada. En esta etapa aconsejo la ayuda de lubricantes, pues la falta de estrógenos produce sequedad vaginal y podemos sentir molestias por una episiotomía, un desgarro o la cicatriz de una cesárea.

Tus pechos también pueden estar muy sensibles; si estás dando el pecho, es posible que durante la relación te salga leche. Esto puede ser incómodo. Quizá no estés a gusto con tu cuerpo por todos esos cambios que ha producido el posparto; es una etapa de transición y también pasará. Debemos dejarnos fluir, ser más flexibles que nunca, abrazar nuestra naturaleza humana y abrirnos a nuestra pareja. Puede ser un momento fascinante para fortalecer el vínculo. Es en estas etapas un poco más desafiantes cuando necesitamos comprensión, comunicación, sinceridad y mucho respeto para salir fortalecidas.

LA SOLEDAD DEL POSPARTO, NO RECONOCER NUESTRO CUERPO, EL CAOS Y EL DESORDEN

Tras el «ruido» del embarazo, el nacimiento y la llegada del bebé a casa, momentos en los que todos en la familia, en tu círculo de amigos o en el trabajo estaban pendientes de ti y eras el centro, una vez que pases unos días en casa y todo vuelva a la rutina, es muy posible que te sientas muy sola. Puede ser que, en medio de la falta de sueño, el caos y el desorden en casa, te sientas incluso un poco triste.

Parte de esa tristeza es hormonal, y la otra puede deberse a que te sientes un poco perdida, como si una intrusa se hubiera adueñado de tu cuerpo y de tu vida. De hecho, puede que no te reconozcas en el espejo. A mí me pasó que no sabía qué ropa utilizar: la de embarazo era demasiado grande y la antigua aún no me quedaba bien. Cómo son las cosas: pensé en regalar toda mi antigua ropa porque pensaba que nunca me volvería a ir. Todo pasa, el cuerpo cambia, recuperas tu vida y tu espacio, los hijos crecen, todo es temporal y de todo aprendemos.

En esta etapa vas a necesitar más que nunca a tu red de apoyo, tus personas que te quieren. Pide ayuda, a mí me costaba mucho. Hay que abrirse más a recibir. Pide ayuda con las labores del hogar, con la limpieza, con el cuidado del bebé, para poder hacer una siesta o irte a la peluquería o a tomar un café con tus amigas. Son estos respiros los que nos ayudan a sentirnos mejor en esos días difíciles: cuando no dormimos nada porque le está saliendo un diente al bebé, cuando no para de mamar porque tiene un pico de crecimiento, cuando no nos soportamos ni a nosotras mismas, siempre hay alguien de nuestro entorno dispuesto a decirnos esas palabras que necesitamos escuchar para sentirnos mejor.

Si ves que la tristeza sigue, si se vuelve cotidiana, si no consigues encontrarte bien, pide ayuda. Esto es muy importante, pues un porcentaje de mujeres podemos sufrir depresión posparto, una condición para la que es preciso ponerse en manos de profesionales de la psicología clínica o la psiquiatría.

Bienvenida a las renuncias

Con la maternidad, la culpa vino para no marcharse hasta que trabajé en mi escala de valores. «Me siento culpable cuando salgo a hacer ejercicio y dejo a mi bebé con su padre o sus abuelos», «Me siento culpable cuando me dedico tiempo», «Me siento culpable cuando estoy trabajando y no estoy con mi hijo», «Si estoy con mis hijos me siento culpable porque no avanzo profesionalmente». Uf, qué complicado es esto de la culpa y la maternidad. Venimos arrastrándolo culturalmente y nos hace mucho daño.

La culpa como emoción tiene su razón de ser cuando hacemos algo que daña a otras personas; sin embargo, en este caso, es la culpa la que nos daña a nosotras. Nos impide disfrutar de las distintas experiencias, nos limita y nos causa malestar. Hoy en día, las madres estamos llenas de exigencias por todos lados. Necesitamos ser más compasivas con nosotras mismas y soltar esa culpa sin fundamento, repetirnos una y otra vez el mantra: «Estoy haciendo las cosas lo mejor que puedo, soy valiosa, soy una excelente madre». Entendamos que todas cometemos errores, soltemos el perfeccionismo y la necesidad de llegar a todo. Eso es lo que nos roba la paz mental.

Paciencia, vivamos el presente. Lo necesitamos para no agobiarnos. Al fin y al cabo, esta etapa pasa tan rápido que, cuando abrimos los ojos, se ha ido. Que nos queden recuerdos bonitos, que nos quede la sensación de haber disfrutado de los buenos momentos y surfeado los malos lo mejor que pudimos. En la segunda parte te enseñaré unas cuantas herramientas sencillas que te ayudarán a estar sana en cuerpo, mente y espíritu.

Quiero un segundo bebé para que el primero no esté solo

Con la maternidad, esta es una situación bastante frecuente. Muchas mujeres y sus parejas se sienten cuestionadas por querer tener un solo hijo: «¿Y lo vas a dejar solito?», «¿No te animas con la parejita?», «Piensa que cuando sea mayor no tendrá a nadie», «Un hermano es para toda la vida», «No seas egoísta»… Todo ese ruido mental nos da vueltas en la cabeza y nos lleva a cuestionarnos nuestros propios deseos.

Tener un hijo es algo que solo tú y tu pareja podéis decidir. Las opiniones de los demás sobran. Además, como ya sabes, muchas personas opinan desde el desconocimiento de tu situación personal. Hacen comentarios a la ligera que siguen siendo socialmente aceptados y normalizados; sin embargo, resultan muy invasivos y pueden llegar a hacer daño.

Por mi consulta han pasado muchas parejas que dudaban si tener un segundo bebé debido a la presión social. Lo mejor que podemos hacer es evitar el juicio. Todo el mundo se cree con derecho a opinar sobre la maternidad o no maternidad de una mujer. Es momento de romper ese juicio continuo e innecesario.

Cuando intentamos complacer a los demás independientemente de nuestros deseos y necesidades, termina afectándonos.

Es cierto que somos seres sociales; no estamos solas. La opinión de los demás nos importa y no podemos pretender vivir aisladas; sin embargo, cuando se trata de decisiones tan trascendentales como tener un hijo, siempre escúchate a ti primero y decide en función de lo que se alinee con tu plan de vida, de lo que te dé paz.

RECUERDA LAS REVISIONES DE RUTINA DESPUÉS DEL PARTO

Muchas veces, con la nueva rutina, los cuidados del bebé y la falta de sueño, nos olvidamos de nosotras. Es importante acudir a la consulta de posparto. Allí te harán recomendaciones específicas, comentarás las dudas que tengas y te darán soluciones para lo que te preocupe.

Asimismo, es muy aconsejable acudir a la consulta de una fisioterapeuta del suelo pélvico para la recuperación de la musculatura tanto del suelo pélvico como del abdomen. Esto es fundamental para prevenir problemas más adelante, como la incontinencia urinaria, y para tu vida sexual futura.

VOLVER A CUIDAR DE TI

Y ahora que has dado vida, te toca ocuparte de ti. Consulta con tu ginecólogo y tu fisioterapeuta cómo retomar la actividad deportiva de la manera más adecuada para tu cuerpo. Ve poco a poco: tienes toda la vida para vivir sana, fuerte y plena. No elijas atajos; sé paciente. En la segunda parte del libro te explicaré más detalles para ayudarte con tu estilo de vida de forma sostenible.

5

La menopausia como oportunidad

La menopausia no es una enfermedad. Eso está claro. Y necesitamos entender los cambios que ocurren en esa etapa para prevenir problemas futuros; por eso me gusta verla como una oportunidad. Así como las revisiones ginecológicas de rutina nos acercan a la prevención y el cuidado de la salud sin necesidad de que estemos enfermas, la menopausia nos abre esa ventana que nos permite evaluar nuestra vida en 360 grados. En este sentido, pienso que podemos verla como una ventaja. El solo hecho de tener la menopausia hace que muchas mujeres nos acerquemos al ginecólogo. Durante esas revisiones de rutina detectamos pequeños problemas, corregimos hábitos y mejoramos nuestro estilo de vida, y esto sin duda alguna nos regala años vividos con calidad, que es nuestro principal objetivo.

Cuando los ovarios agotan su reserva de óvulos, disminuyen de modo considerable los estrógenos. También se reducen la progesterona y la testosterona. Dichas hormonas desempeñan funciones importantes en el organismo, incluido el cerebro, mucho más allá de la reproducción. Tenemos receptores de estrógenos prácticamente en todo el cuerpo; por ejemplo, en los huesos, la vagina, la piel, el cabello o los vasos sanguíneos. Este papel que cumplen los estrógenos en los diferentes órganos y sistemas es lo que explica los cambios que podemos sufrir una vez que disminuyen.

No existen dos menopausias iguales. Cada mujer la vive de manera personal y única. Lo cierto es que algunas lo pasan realmente mal. Sabemos que hasta el 80 % de las mujeres experimentamos sofocos, y que hasta al 25 % puede afectarnos seriamente a la calidad de vida. La mayoría de nosotras tendremos cambios en la vagina, tales como menos lubricación, sequedad y molestias en las relaciones sexuales, ya que es el órgano más rico en receptores de estrógenos.

A lo largo de mis veinte años de experiencia profesional he visto a cientos de mujeres sufrir por no saber qué les pasaba, por no haberse sentido escuchadas, por la poca o nula validación recibida en su entorno acerca de su malestar, o por tener que ocultar sus problemas con una callada resignación. Por eso desde mis propios espacios de divulgación, mis libros, mi cuenta de Instagram, los mensajes que transmito y lo que converso con mis pacientes defiendo que las mujeres lleguemos a la menopausia con suficiente información y con herramientas. Las invito a no normalizar sus síntomas, a no resignarse a vivir mal ni a vivir a medias, porque la mayoría de las situaciones que nos ocurren pueden mejorar, aliviarse o solucionarse con los recursos de los que disponemos.

La base de un climaterio saludable es llevar un buen estilo de vida, tal y como aprenderemos paso a paso en la segunda parte del libro a través de los siete elementos de la estrella de la salud. Lo ideal sería ir optimizando nuestros hábitos de nutrición, actividad física y descanso de calidad; trabajar en la gestión de las emociones y en la búsqueda de relaciones interpersonales de calidad; disfrutar del contacto frecuente con la naturaleza; y dar espacio en nuestra vida al trabajo espiritual, así como plantearnos las preguntas que nos ayuden a dirigirnos hacia donde queremos, que nos acerquen a la plenitud. A todo esto le añadiremos ciertas estrategias para optimizar nuestra salud, bienestar y longevidad, como son la terapia hormonal en caso de ser candidatas, la fitoterapia o una suplementación personalizada para restablecer el equilibrio hormonal.

Esos primeros años que transcurren desde la última regla se conocen como «ventana de oportunidad» porque se ha visto que son el momento en el que podemos obtener el máximo beneficio de los tratamientos hormonales con el mínimo riesgo. Insisto en que nunca es tarde para comenzar a mejorar estos aspectos. Muchas mujeres asumen que ya ha transcurrido demasiado tiempo desde esa última regla y que su momento ya pasó. Se resignan y normalizan una serie de limitaciones. Siempre podemos mejorar, tengamos la edad que tengamos y sea cual sea nuestra condición. Si hay un mensaje que es importante que recuerdes es este: siempre estamos a tiempo de vivir mejor, de atender a nuestra salud, de disfrutar de los regalos que la vida nos brinda.

Nunca nunca nunca es tarde para empezar a cuidar de nuestra salud. Siempre estamos a tiempo de mejorar aspectos de nuestra vida.

Tenemos tantos distractores que solemos desviarnos de lo importante. En esta etapa, lo más importante es centrarnos en prevenir problemas de salud. Los sofocos son molestos, pero tan solo son la punta del iceberg: nos hablan de cambios más profundos que están ocurriendo en nuestras células.

Cuidar de nuestra salud cardiovascular es primordial, ya que el descenso de los estrógenos produce un aumento del riesgo de enfermedades cardiovasculares.

Por otra parte, tendemos a acumular más grasa en el abdomen, a hacernos un poco más resistentes a la insulina, y podemos sentirnos con menos energía, con menos ganas de ir a entrenar. Si juntamos todo esto con la tendencia a perder masa muscular propia del paso del tiempo, explica por qué hay mujeres a las que les aumenta el porcentaje de grasa en esta etapa vital. Puede parecer un asunto banal, pero no lo es. Muchas mujeres sufren como consecuencia de estos cambios. A veces buscan soluciones milagrosas, drásticas, lo cual, en lugar de ayudar, empeora la situación. El camino largo siempre será el mejor, como iremos viendo en este libro. Paso a paso, con paciencia, con amor hacia nosotras, iremos haciendo los ajustes necesarios para sentirnos a gusto en nuestra propia piel.

Hablamos mucho sobre los efectos de la menopausia en el cuerpo: sofocos, sequedad vaginal, cambios en la piel o dolores articulares, entre los más frecuentes. Sin embargo, los cambios hormonales propios de esta etapa pueden afectar a nuestro mundo emocional y a nuestra salud mental. El cerebro es particularmente sensible a las hormonas. La disminución de estrógenos y progesterona se relaciona con una mayor tendencia a la depresión y la ansiedad, sobre todo en quienes ya tenían antecedentes. Cuidar de nuestra salud mental es un asunto prioritario. Necesitamos entender qué nos sucede para transitar por ello con calma, serenidad y paciencia, buscando las herramientas que nos ayuden.

Escuchar las historias, las dudas y los miedos de tantas mujeres que se habían sentido ignoradas o que no sabían dónde buscar la información, que no entendían qué les pasaba, me llevó a escribir mi primer libro, *Menopausia: Tu nueva oportunidad*. Mi propósito fue responder a la mayoría de las dudas que tenemos desde la transición a la menopausia, y ofrecer soluciones, esperanza y respuestas. Ha sido un camino muy gratificante y bonito que me ha permitido conectar con personas maravillosas y querer seguir ampliando mi búsqueda profesional y personal.

Existen múltiples soluciones que hacen posible vivir plenamente los años posteriores a la menopausia. Hay tratamientos hormonales seguros y eficaces, y sabemos que bien indicados pueden reducir la mortalidad hasta en un 30 %. Cada vez disponemos de más estudios que nos confirman que una terapia hormonal bien prescrita tiene más beneficios que riesgos. Sin embargo, sigue existiendo mucha hormonofobia. Es difícil eliminar las etiquetas una vez puestas. Muchas mujeres siguen teniendo miedo a los tratamientos hormonales. Intento respetar esta postura, pues entiendo que proviene de creencias que se han ido arraigando.

Mi experiencia me ha enseñado que cuando indico un tratamiento hormonal a una mujer que sigue teniendo miedo a pesar de las explicaciones, a pesar de darle la información correcta, este no suele funcionar. No le mejora los problemas, sino al contrario: le aparece toda la lista de síntomas del prospecto. Esto se explica por el efecto «nocebo», que viene siendo lo contrario al placebo. Si creemos que algo nos hará daño, ciertamente terminará perjudicándonos. Por eso he aprendido a escuchar a mis pacientes, a atender a sus miedos y sus creencias, y a llegar a un acuerdo en el que yo les facilite el tratamiento o herramienta con el que se sientan más cómodas y alineadas con su manera de vivir.

Disponemos de muchos tratamientos no hormonales para aliviar síntomas y prevenir riesgos en la menopausia. Estos preparados están disponibles en combinaciones que ayudan a mejorar los sofocos, el sueño, la libido y la irritabilidad; a proteger los huesos, etc. Su eficacia es menor que la de los tratamientos hormonales porque, al ser fitoestrógenos, ocupan solo una parte de nuestros receptores, que suele corresponder más o menos al 30%. Este es el motivo por el que algunas mujeres notan un alivio importante de sus molestias con la fitoterapia, pero otras no.

Si tú no puedes o no quieres recibir hormonas, tienes una amplia variedad de posibilidades que te ayudarán a sentirte mejor, como las isoflavonas de soja, el lúpulo, la salvia, el romero, el azafrán, la cimicífuga racemosa, el extracto de polen citoplasmático, y combinaciones con vitaminas, melatonina y otras sustancias que, en conjunto con un estilo de vida saludable, pueden ser beneficiosas siempre que se recomienden de manera personalizada, según tu caso, tus necesidades y tu historia médica.

Siempre me declararé en contra de la automedicación. He tenido pacientes que han llegado con una mochila llena de frascos de suplementación que habían ido comprándose conforme leían sobre ellos, los veían en las redes sociales o se los recomendaba una amiga. En este caso, más no es mejor. Un exceso de suplementación sin el acompañamiento de un profesional no suele llevarnos al objetivo de salud deseado. Es como ir en un velero sin saber navegar: necesitamos de un patrón experimentado que nos guíe por ese mar de desinformación que puede ser el mundo de la suplementación.

Siempre explico que en la menopausia necesitamos más

que nunca trabajar mente, cuerpo y espíritu en conjunto. Este momento vital suele ocurrir alrededor de los cincuenta y un años, y suele coincidir con diversas situaciones de la vida, como separaciones, hijos adolescentes, hijos que se marchan de casa (lo que llaman el «síndrome del nido vacío») y, cada vez con más frecuencia, hijos pequeños, cargos estresantes, una situación laboral que no nos gusta, problemas financieros, expectativas de vida no cumplidas, la sensación de no saber qué queremos o esperamos de la vida porque no hemos tenido tiempo para pararnos a pensar y otras situaciones que, cuando se juntan con el cambio hormonal (que, aunque normal, no es nada despreciable), se transforman en una crisis vital.

«Crisis» suena bastante complicado, suena a tocar fondo, a noche oscura del alma, pero en general es una crisis positiva. Si sabemos gestionarla y buscamos ayuda, saldremos de ella fortalecidas. Esta crisis nos permitirá abrir ese espacio para mirar adentro, conectar con nosotras mismas, buscar momentos de silencio, priorizarnos, escucharnos y hacer los ajustes necesarios en nuestras rutinas. Vamos a mejorar nuestros hábitos, nuestra nutrición y entrenamiento; daremos importancia a nuestras emociones, al descanso, a las revisiones médicas. Quizá nos animemos a meditar, a buscar un trabajo que nos guste más, a empezar a aprender sobre finanzas, a cocinar o a cuidar de nuestro entorno. Tal vez nos impulse a hacer terapia, a sanar nuestras heridas emocionales, a conectar con nuestra verdadera grandeza y a darnos cuenta de todo el valor que hay dentro de cada una de nosotras.

En ese momento comenzaremos a entender que la menopausia no nos quita valor, sino que nos lo aumenta; nos suma experiencia y una visión más amplia de la vida; es un aprendizaje por el que debemos transitar todas y que nos lleva a la plenitud. Entonces comenzaremos a encontrarle las ventajas: toda esa gran cantidad de energía que empleaba nuestro cuerpo en el ciclo menstrual, ahora la tenemos disponible para nosotras, para despertar nuestra creatividad y comenzar nuevos proyectos personales, laborales o familiares; dejamos de ser cíclicas y nos volvemos un poco más serenas, un poco más sabias, más seguras de dónde estamos y hacia dónde vamos. Todo eso forma parte de la grandeza de las mujeres más allá de las hormonas.

Nuestra mirada hacia este cambio vital es crucial, incluso puede condicionar el tipo de experiencia que tengamos. Nuestras creencias, la información que hayamos recibido, las expectativas y nuestro autoconcepto pueden influir en nuestras vivencias durante la menopausia y el climaterio.

ACCIÓN PRÁCTICA

✓ Tengas la edad que tengas, piensa qué ideas te vienen a la mente cuando oyes la palabra «menopausia» y trata de reflexionar por qué la asocias con esas ideas. Luego intenta crear el concepto de menopausia que quieras; por ejemplo, plenitud, experiencia, liberación, más energía para mis proyectos, reinvención: el que a ti se te ocurra. Cuando cuestionamos nuestras creencias, abrimos el espacio necesario en nuestra mente para vivir las experiencias desde otra perspectiva. No dejes que nada ni nadie condicione tu vida ni tu propia menopausia; no te predispongas, y sobre todo disfruta de esta etapa.

✓ Si ya pasaste la menopausia, hazte un regalo a ti misma: un regalo en nombre de tu menopausia. Te doy ideas: un masaje, un nuevo juego de mancuernas, un curso de cocina asiática, una escapada, un libro, una cena… Lo que tú decidas. Es una especie de regalo simbólico de la vida por haber subido de nivel.

En el fondo, pasar la menopausia es un regalo de la vida; significa que hemos vivido lo suficiente para llegar hasta aquí. Se abren las puertas a la siguiente casi mitad de nuestra vida. Después de esta reflexión, espero ayudar a quitar el estigma que recae sobre la pobre menopausia.

6

Cambiemos juntas el paradigma de envejecimiento: hacia la longevidad saludable

El caso de Nilda

Era una mañana hermosa de sábado. Había completado un entrenamiento por el paseo marítimo, por donde suelo correr. Iba reflexionando acerca de algunas ideas sobre las que quería escribir al llegar a casa. Entré en una frutería para comprar sandía, melocotones y manzanas. La señora que estaba en la caja era muy amable. Me dijo que le encantaban mis gafas de correr. De repente se agachó con mucha dificultad y dolor a recoger algo que se le había caído. Era una mujer joven, rondaría los cincuenta años. Se llamaba Nilda. Le pregunté si sufría de lumbalgia. Me respondió: «Sí, estoy hecha polvo. La edad y que he hecho mucho el burro. No me he cuidado nada y…, bueno, ya estoy mayor. La edad no perdona. Nos empiezan a salir cosas por todos lados, es lo que toca». No quise desanimarla. Le pregunté si hacía algo de ejercicio y me respondió que salía muy temprano de casa para coger el autobús y que tenía una hora de camino desde su casa hasta el trabajo. «Y luego llego a casa a las cuatro de la tarde y estoy muy cansada. Me tumbo en el sofá y ya no valgo para nada. No tengo casi energía y cada vez me duele más la espalda, los músculos, todo el cuerpo. Hasta atarme los zapatos me cuesta».

Nilda es una de tantas mujeres con quienes converso a diario cuya calidad de vida está seriamente afectada por el sedentarismo. La falta de movimiento, en combinación con otros hábitos desfavorables para la salud, influye en la aparición de enfermedades crónicas degenerativas y acelera el envejecimiento, tanto físico como mental. Nos envejece mucho más la falta de movimiento que el paso de los años. Numerosos estudios científicos lo confirman. El movimiento es vida, es salud, es prevención de muchas enfermedades. Más adelante te hablaré más a fondo sobre la actividad física y cómo incorporarla a la vida para transformarte en tu yo activo del futuro.

Esta visión del envejecimiento asociada a la limitación, a la fragilidad y a la mala calidad de vida se viene arrastrando como una creencia limitante. En general las mujeres tememos hacernos mayores porque, en nuestra mente, vejez es sinónimo de enfermedad, de dejar de hacer cosas que nos gustan, de necesitar ayuda para todo, de volvernos una carga, de perder autonomía, de marchitarnos. Esta asociación ha ocasionado que rechacemos la idea de envejecer y nos ha generado una resistencia que nos provoca sufrimiento en lugar de amor por las personas en quienes nos hemos convertido gracias a nuestra experiencia, nuestros aprendizajes y el paso por las distintas etapas de nuestra vida; una resistencia que nos impide disfrutar con plenitud de esa fase vital con aceptación y orgullo.

Es posible llegar a la tercera edad en excelentes condiciones de salud física, mental y espiritual. Hacernos mayores no es sinónimo de enfermar ni de dejar de hacer las cosas que nos gustan, que nos producen alegría de vivir. Se puede llevar una vida plena, con fuerza en cuerpo, mente y espíritu, hasta el final de nuestros días. Tengamos la edad que tengamos podemos emprender proyectos, aprender cosas nuevas, estudiar algo que nos apasione, aportar valor a la sociedad, trabajar para mejorar hábitos, prosperar en el área de la vida que nos haga ilusión.

Se ha demostrado que la mayoría de las enfermedades que nos matan o nos roban calidad de vida pueden prevenirse con la incorporación de hábitos saludables sostenibles, como te explicaré en la segunda parte del libro mediante la estrella de la salud. No es nada complicado; es posible, es simple, sencillo y agradecido. Se trata de ir con paciencia y amor hacia la vida que tenemos, cambiando unos hábitos por otros que nos ayuden más; apoderarnos de esos hábitos y transformarnos en la persona que disfruta con convicción de un estilo de vida saludable.

Cuando somos muy jóvenes vemos la vejez como un asunto totalmente ajeno, como si nunca fuéramos a llegar allí. Por lo general, cometemos más imprudencias de las que deberíamos, pero nuestro cuerpo es noble y suele tolerar ciertos maltratos, como la falta de sueño, la mala alimentación, el estrés crónico, el tabaco, el alcohol o el sedentarismo. Sin embargo, con el paso del tiempo, los efectos negativos de estos malos hábitos se acentúan porque se juntan con el proceso de envejecimiento natural, la pérdida de masa muscular, el exceso de estrés oxidativo de las células y la saturación de tóxicos de los órganos depurativos, que tan importantes son: riñones, hígado, pulmones, piel.

Después del cambio hormonal que vivimos en la transición a la menopausia, en la propia menopausia y en el climaterio, en muchas mujeres la balanza se inclina un poco más a favor de la inflamación, en especial en las que aún no han aprendido a cuidar de su estilo de vida. Es como si todas esas cosas que antes hacíamos y el cuerpo toleraba ahora pesaran mucho más. El cuerpo deja de tolerarlas porque perdemos ese guardaespaldas que representan las hormonas femeninas: estrógenos, progesterona, testosterona, deshidroepiandrosterona (DHEA). Esto puede provocar que nos sintamos más cansadas, con menos energía y más irritables, así como que cambien la piel, el cabello, el deseo sexual o el rendimiento deportivo.

Por eso defiendo que lleguemos preparadas e informadas a la menopausia: porque entendiendo nuestros cambios y disponiendo de la información adecuada podremos vivir esta etapa con mayor tranquilidad, implementar los cambios más favorables para prevenir enfermedades y, sobre todo, no tener miedo. Te aseguro que hay muchas herramientas que nos permitirán sentirnos a gusto en nuestra propia piel, amar nuestro cuerpo, respetarlo y sobre todo vivir en gratitud.

¿QUÉ ES LO QUE NOS ENVEJECE?

El sedentarismo. Envejecemos mucho más por dejar de movernos que por cumplir años. Las personas que se mantienen activas tienen menos riesgo de desarrollar la mayoría de las enfermedades que nos roban la calidad de vida en la tercera edad. El movimiento es antiinflamatorio, mejora el estado de ánimo y ayuda a prevenir problemas físicos y mentales. **Moverse es clave para la longevidad.** Te ayudaré a incorporar el movimiento a tu vida en la segunda parte del libro.

La pérdida de masa muscular o sarcopenia. Tenemos una tendencia natural a perder masa muscular con el paso del tiempo. Esta pérdida natural se acentúa si somos sedentarias y no hacemos actividades, ejercicios o deportes que pongan a trabajar nuestros músculos. Cuidar de los músculos es un asunto vital porque, aparte de servirnos para mover o cargar cosas, desempeñan funciones muy importantes para el metabolismo, para procesar el oxígeno y obtener energía. Cumplen un papel importante en la regulación del azúcar en la sangre. Producen sustancias llamadas «miocinas» y «exerquinas», que tienen que ver con las funciones cerebrales, con la capacidad de aprender cosas nuevas, y, por lo tanto, con la prevención del deterioro cognitivo.

Fumar. Acelera el envejecimiento de la piel y la pérdida de colágeno; aumenta el riesgo de varios tipos de cáncer; puede adelantar la edad de la menopausia; produce una cantidad de radicales libres que deterioran nuestras células; daña las paredes de las arterias, lo cual aumenta el riesgo cardiovascular; y nos predispone a eventos como infartos, trombosis o enfermedades crónicas respiratorias.

La mala alimentación. El exceso de azúcar, harinas refinadas y grasas saturadas aumenta el riesgo de problemas como la inflamación de bajo grado, que es la antesala de la mayoría de las enfermedades.

El alcohol. Se comporta como un tóxico que daña el hígado, aumenta el riesgo de varios tipos de cáncer y problemas de salud mental, perjudica las relaciones con otras personas, nos impide aprender a gestionar las emociones, deteriora la calidad del descanso y aumenta el riesgo cardiovascular.

Quitarnos horas de sueño. Dormir es una de las puntas de la estrella de la salud, como veremos con más detalle en la segunda parte. En nuestra sociedad es habitual que nos malacostumbremos a quitarnos horas de sueño para cumplir con todo lo que nos exige para ser productivas. Sin darnos cuenta, nos restamos horas de vida y aumentamos el riesgo de sufrir muchas enfermedades. No damos tiempo a nuestro cerebro para que realice funciones importantes.

La soledad no elegida. Hay estudios que demuestran que la soledad puede comportarse como un estresor. Somos seres sociales. Los lazos estrechos con nuestros seres queridos nos brindan bienestar. Por lo tanto, cultivar esas relaciones de calidad con nuestra familia, amigos, seres queridos y mascotas nos proporciona salud integral.

La falta de contacto con la naturaleza. Pertenecemos a la naturaleza; hemos evolucionado en un entorno natural. Es cierto que tenemos una enorme capacidad de adaptación; sin embargo, el entorno hostil de las grandes ciudades, sin apenas árboles, sin áreas verdes, y el permanecer en espacios cerrados, poco ventilados, expuestos a ruidos, con muchas horas de pantallas sin descanso y exceso de luces artificiales, rompe con el equilibrio de nuestra biología. Nos predispone al estrés y nos inflama. El contacto con la naturaleza es el antídoto para el estrés al que estamos expuestas. Los estudios demuestran que tener contacto con la naturaleza al menos un par de horas a la semana nos ayuda a contrarrestar todos esos estresores.

Las creencias que arrastramos sobre el envejecimiento. Creemos que envejecimiento es igual a deterioro, a perder facultades, a limitarnos, a ser frágiles, a enfermar: recuerda que vivimos según nuestras creencias. Si creemos que por hacernos mayores nos deterioraremos y dejaremos de ser útiles, eso es lo que ocurrirá.

Ahora que ya sabemos qué nos envejece, vamos a perder el miedo a cumplir años porque ya sabemos qué debemos hacer para ayudarnos:

- Implementar una rutina de ejercicios que combine el ejercicio de fuerza con el ejercicio cardiovascular y la movilidad articular. Cumplirla como la mejor medicina *antiaging*, que es lo que es.

- Dejar de fumar.

- Cuidar nuestra alimentación.

- Cambiar el hábito de consumir alcohol por otros placeres más favorables.

- Cultivar relaciones de calidad.

- Tener aficiones y proyectos durante toda la vida.

- Encontrar nuestro «para qué», nuestro propósito de vida, un motivo para despertarnos todos los días con ganas.

- Dormir bien, respetar las horas de sueño.

- Meditar a diario al menos unos minutos.

- Relacionarnos con la naturaleza con frecuencia.

- Aprender a agradecer, tener la gratitud como forma de vida.

- Leer mucho: historias de ficción, libros que nos enseñen conocimientos y habilidades, libros que nos permitan ampliar el vocabulario.

- Aprender cosas nuevas, visitar lugares nuevos, someternos a nuevos estímulos y cambios de rutina.

- Tener una vida sexual plena.

- Cuidar a las amigas.

- Cambiar nuestras creencias sobre el envejecimiento: vamos a hablar de longevidad, de experiencia, de madurez; vamos a ver las oportunidades y fortalezas que nos presenta por encima de los problemas que puede traer, porque estamos trabajando para prevenirlos.

- Aprender a abrazar nuestros cambios, sentirnos orgullosas de nuestro cuerpo por lo que es capaz de hacer, respetarnos, vivir con ilusión cada día de nuestra vida porque somos afortunadas de poder hacerlo.

El paso del tiempo no debe asustarnos, pues es natural y deseable: significa que estamos vivas, que avanzamos en el camino de la vida. De momento no es posible congelarse en el tiempo. Algunos científicos tratan el envejecimiento como una enfermedad y están investigando para revertirlo. Hay mucho camino por andar y no sé dónde estaremos dentro de unos años; los avances científicos van muy rápido y, conforme surgen nuevos tratamientos y protocolos, aumenta también la esperanza de vida en el mundo. En mi opinión, lo más importante no es el número de años que vivamos, sino que durante ese tiempo podamos disfrutar con calidad de vida de todo lo que nos gusta hacer.

Las poblaciones donde hay la mayor cantidad de centenarios del planeta, las famosas «zonas azules», se han estudiado mucho. Sabemos qué hacen sus habitantes, y no es nada extraordinario ni caro ni difícil de conseguir; no toman ningún elixir de la eterna juventud ni ningún suplemento exótico. Viven rodeados de naturaleza; se mueven durante gran parte del día; llevan una alimentación basada en alimentos naturales, poco procesados, de cercanía; tienen muy buenas relaciones entre sí, un sentido de pertenencia a la comunidad y un propósito. Es muy importante conectar con ese sentido de propósito en la vida, con el altruismo y las relaciones humanas sólidas.

Tanto como los años que vivamos importa la calidad de vida que tengamos; que podamos disfrutar de momentos de plenitud, reír, aprender, amar, servir, experimentar nuevas vivencias. Tal vez entender que nuestro paso por la vida tiene un comienzo y un final nos ayude a aprovechar las oportunidades que nos brinda para estar en el momento presente.

SEGUNDA PARTE

La estrella de la salud: los elementos que componen la salud integral en cuerpo, mente y espíritu

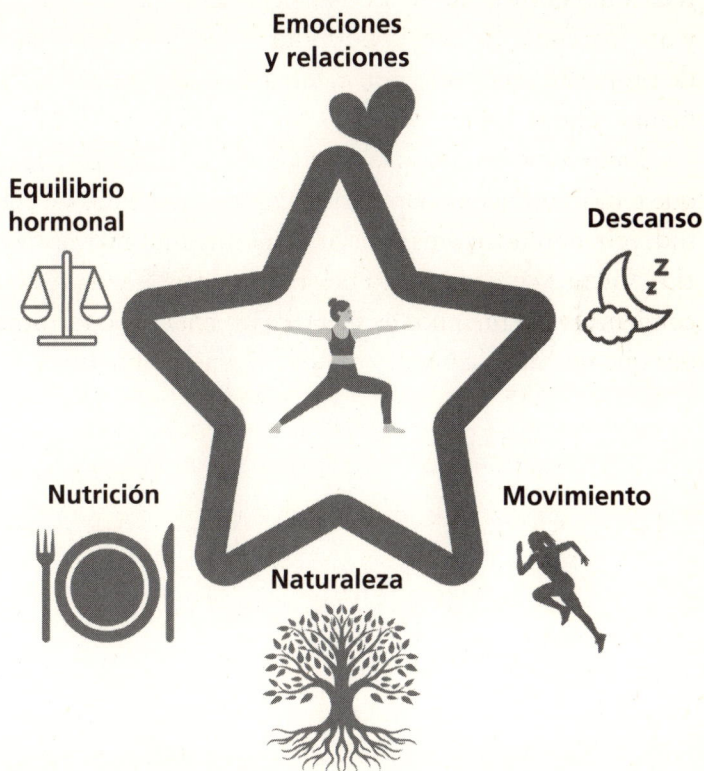

**Emociones
y relaciones**

**Equilibrio
hormonal**

Descanso

Nutrición

Movimiento

Naturaleza

¿Qué es la estrella de la salud y cómo nace este método para alcanzar una salud estrella en mente, cuerpo y espíritu?

Todos estos años de conversar con mujeres y escuchar sus anhelos, quejas, necesidades, problemas y sueños me han permitido reflexionar casi a diario acerca de lo que estaba en mis manos para contribuir a que vivieran mejor. Hay una pregunta clave que me han hecho muchas veces y que rompió todos mis paradigmas: «Doctora: ¿cómo puedo curarme de raíz?».

A menudo me he frustrado porque he sentido que durante la consulta me faltaba tiempo para explicar cómo solucionar los problemas de salud de raíz, que es lo único que permite curar muchas enfermedades; me faltaba tiempo para hablar de prevención, para buscar estrategias a la medida de cada mujer y ayudarla a cambiar de hábitos. Necesitaba una metodología que permitiera entender la salud como un todo y descubrir el poder que tenemos para mejorarla. Ahí comenzó mi inquietud por divulgar en las redes sociales, hacer directos en Instagram con expertos en distintas áreas y posteriormente escribir libros y dar conferencias y cursos.

Yo siempre he sido muy tradicional: me gusta el contacto con las personas, abrazar, tocar, sentir esa energía que transmitimos. Eso me aporta mucha información. Sin embargo, durante la pandemia tuvimos que adaptarnos al mundo virtual; así nació mi consulta online. Para mi enorme sorpresa me sentí muy a gusto en este tipo de consultas; lograba conectar con la mayoría de las pacientes y sentía que había podido ayudarlas a mejorar su calidad de vida, a sanar síntomas, a entender su forma de pensar y sus deseos, a transformar su vida. Todo eso me dejaba pensando en cómo podía aplicar esos resultados al resto de mis consultas. Así concluí que necesitamos dedicar más tiempo a cada paciente para poder realizar una evaluación integral de su salud, que abarque todos los aspectos de la vida.

Converso continuamente con mi marido acerca de estas inquietudes; eso me ayuda mucho a que afloren ideas, me permite fluir. Alfredo ha sido un apoyo grandísimo en todo este hermoso camino. Durante las conversaciones que surgen mientras entrenamos juntos le hablaba de los estudios que revisaba sobre la importancia de la meditación, del deporte, de la alimentación, del descanso, de las emociones, de disminuir el estrés; le comentaba los libros que leía, los cursos que hacía y las ideas que se me iban ocurriendo. Él las escuchaba con curiosidad y me daba su opinión. Todo eso sirvió para ir creando esa visión holística de la salud y reafirmar que estar sanas, fuertes y plenas es un trabajo agradecido de cada día. En una ocasión, mi marido me dijo: «Eso que quieres explicar tiene forma de estrella. Cada uno de los pilares que sostienen una buena salud es una de las puntas». Me encantó el concepto. Fue muy acertado. Ese día nació «la estrella de la salud», y finalmente entendí que esa era la manera de ayudar a las mujeres a vivir mejor.

¿Cuáles son las puntas que forman la estrella de la salud?

1. Movimiento, deporte y actividad física.

2. Nutrición.

3. Sueño y descanso.

4. Relaciones interpersonales y gestión de emociones.

5. Equilibrio hormonal.

6. Espiritualidad: se encuentra en el centro de la estrella y une todas las puntas.

7. Contacto con la naturaleza: es lo que rodea la estrella.

Para mejorar la salud de manera integral debemos trabajar en cada una de las puntas de la estrella tomando en cuenta nuestra situación personal y nuestros gustos, preferencias e historia médica. De esta manera iremos cambiando hábitos y adoptando herramientas que nos ayuden a construir nuestro yo saludable del futuro.

Los elementos de la estrella de la salud representan los pilares que debemos trabajar para construir una salud integral para toda la vida. En cada capítulo encontrarás ideas y acciones prácticas para mejorar lo que necesites. Como explicaré más adelante, esos cambios deben ser sostenibles para que podamos mantener ese estilo de vida para siempre.

1

Movimiento, deporte y actividad física

La historia de Beatriz

Beatriz siempre ha sido una mujer fuerte, vigorosa, llena de energía. Su estilo de vida es bastante saludable: no fuma; no le gusta el alcohol; lleva una alimentación equilibrada; tiene una gran capacidad de organización porque aun siendo madre de tres hijos pequeños encuentra tiempo para dedicarse a sí misma, a su autocuidado, a leer y aprender; duerme bien; cultiva relaciones afectivas sólidas; tiene una excelente vida de pareja y buenos amigos.

Sin embargo, me comentaba que leer mi primer libro la llevó a darse cuenta de varias cuestiones con respecto a su yo del futuro. No acostumbraba a hacer ejercicio físico; no le gustaba ir al gimnasio y no daba con una actividad con la que se sintiera suficientemente comprometida para mantenerla a largo plazo. Estuvimos conversando al respecto y de ahí surgió el chispazo que necesitaba para entablar una bonita relación con el ejercicio físico de por vida.

Me decía:

«En mi vida falta esto, y por todo lo que he leído e investigado ya sé que no basta con que camine o haga las actividades habituales del día a día. Tengo cuarenta y cinco años y me siento estupenda en todos los sentidos, pero sé que, si no cambio mi nivel de actividad física y no incorporo una rutina de entrenamiento con disciplina, dentro de unos años no tendré tanta fuerza y me cansaré más fácilmente. A mi edad ya empiezo a notar que a la que subo dos escalones me canso, y cuando me seco el pelo o cuelgo la ropa me doy cuenta de que tengo poca fuerza en los brazos. Si no paso a la acción, ¿cómo estaré de aquí a veinte años?

»Pensé en mis hijos, en cómo quiero vivir la tercera edad, en que quiero mantenerme fuerte, prevenir enfermedades, sentirme con energía todos los días. Entonces descubrí que mi "para qué" era mi familia, mis hijos y mi marido, disfrutar juntos de la vida y pasar todos esos años que nos quedan en la mejor condición posible.

»Al principio me costó un poco empezar. Un día mi propia hija de seis años me dijo que ya no la acompañaba a la piscina como hacía antes. Me dio un poco de vergüenza, aunque también debo agradecer que terminara de empujarme del lugar de donde estaba».

Así Beatriz comenzó un recorrido por distintas actividades del gimnasio. Me confesó que era de esas personas que pagan la suscripción y luego no van. Probó una clase que la dejó medio muerta y no pudo hacer nada más en todo el día. «No podemos pasar de cero a mil en un día —le expliqué—. Nuestro cuerpo tiene sus tiempos y hay que respetarlos. Cuando nos vamos a los extremos nos alejamos aún más del equilibrio, y finalmente terminamos abandonando porque "entrenar no es para nosotras"».

Poco a poco fue encontrando su dosis óptima de ejercicio físico. Le llevó varios meses automatizar el hábito, pero ya lo ha conseguido, ya no duda. Ya sabe lo bien que se siente al terminar, aunque al principio tenga pereza. Descubrió cuáles eran sus horarios más favorables para ir al gimnasio, qué tipo de ejercicios disfrutaba más y cómo ser amable con su cuerpo. Se ha ido enamorando del ejercicio y ahora le encanta ir al gimnasio. Se siente orgullosa al terminar y se premia con un buen libro acompañado de una taza de su infusión favorita, ya que es una lectora voraz. Desde que ha logrado incorporar el ejercicio físico a su vida como parte indispensable de su rutina, Beatriz se siente mucho más segura de sí misma, llena de energía y, sobre todo, satisfecha porque tomó la mejor decisión de salud para su futuro y el bienestar de su familia.

Como sé que el caso de Beatriz es el de muchísimas personas, dedico este capítulo a contarte todo lo que he aprendido y experimentado como profesional y como mujer a lo largo de los años para ayudarte de verdad a enamorarte de tu yo que practica ejercicio físico regular y frecuente. Paso a paso encontraremos el equilibrio que te permita mantener una relación sana y provechosa con la actividad física para toda tu vida.

El ejercicio físico debe practicarse desde el disfrute, desde el amor hacia el propio cuerpo, desde la gratitud por todo lo que este es capaz de hacer, desde el orgullo que se siente al evolucionar en la práctica de una actividad física. Debe vivirse como un acto de autocuidado; no como un castigo, ni como una forma de quemar lo que comemos, ni como la imposición de un médico, ni como una obligación. La meta es aprender a integrarlo como parte de las actividades que nos hacen sentir plenas.

Cada día converso con mujeres que no realizan ningún tipo de actividad física. Son sedentarias. Cuando les pregunto por qué, me dan argumentos como estos:

- «Es que no tengo tiempo, de verdad. Es imposible para mí».

- «Ya lo he intentado y me cuesta».

- «No consigo mantener una rutina, no soy constante».

- «No me gusta nada hacer ejercicio».

Si es tu caso, voy a ayudarte a tomar una de las decisiones más importante para tu salud futura: **incluir el ejercicio en tu agenda como un compromiso innegociable contigo misma**.

Primero quiero explicarte la importancia que tiene el movimiento en la salud integral. A la vez que integremos en tu rutina una actividad física, deporte o ejercicio con la idea de que forme parte de tu vida cotidiana y de tu estilo de vida y sea algo prácticamente automático, también integraremos el movimiento en general.

El ejercicio es la mejor pastilla preventiva que existe.

De todas las estrategias que voy a mencionar a lo largo del libro, no existe una que por sí sola mejore la salud integral. Todas se complementan; hay que trabajar todas las puntas de la estrella para tener una salud excelente a largo plazo. Aun así, el ejercicio físico es una de las herramientas más poderosas que se conocen para prevenir la mayoría de las enfermedades.

Necesitamos movimiento, evolucionamos en movimiento, pero en la actualidad, sobre todo en los países desarrollados, hay una epidemia de sedentarismo como consecuencia del exceso de confort que nos rodea. Con los avances tecnológicos y los inventos más recientes, que vinieron a facilitarnos la vida y hacerla cada vez más confortable, llegó también el sedentarismo, una de las raíces de la enfermedad física, mental y me atrevo a decir que hasta espiritual. Esa falta de movimiento, esa posibilidad de obtener casi todo lo que necesitamos para la vida (alimentos, recursos de todo tipo y entretenimiento) desde la comodidad de un sofá, cambió radicalmente nuestra manera de vivir y condujo a muchas personas a la enfermedad. Si a ello le sumamos la cantidad de horas laborables que muchas de nosotras pasamos sentadas, tecleando en un ordenador, interactuando con pantallas, en posturas poco ergonómicas, sin luz natural, en lugares cerrados, desconectadas de lo que nuestro cuerpo y nuestra mente necesitan, el problema se agrava todavía más. Y a esto hay que añadirle esa «falta de tiempo» que la mayoría de las personas refiere para incluir hábitos saludables en su rutina diaria.

Visto así es fácil darse cuenta de dónde se originan tantas enfermedades físicas y mentales, por qué hay tanta gente cansada, apática, desconectada de sus verdaderos deseos e intereses. Movernos nos oxigena. Cuando nos movemos llevamos oxígeno y nutrientes a nuestros tejidos, y ponemos en funcionamiento esa máquina maravillosa que es nuestro cuerpo, a la que tenemos que brindar una serie de cuidados para que nos permita convertir nuestros deseos en acciones.

Nuestro cuerpo es nuestro instrumento más precioso. Deberíamos valorarlo más que cualquier bien material, porque es nuestro vehículo, el que nos va a permitir expresarnos, comunicarnos, transportarnos, desempeñar nuestro trabajo y poner nuestros dones al servicio de la humanidad.

- El movimiento es parte de las necesidades básicas de nuestro cuerpo; moverse es indispensable.

- Ninguna persona sedentaria está totalmente sana.

- Un cuerpo sin movimiento es un cuerpo inflamado, cansado.

- No he conocido a ninguna mujer en mi consulta que sea sedentaria y esté sana en cuerpo, mente y espíritu.

- El ejercicio físico siempre jugará a nuestro favor, tanto para prevenir la mayoría de las enfermedades como para recuperarnos antes y mejor en caso de sufrir alguna.

¿Cómo aumento el movimiento?

Es más fácil de lo que te imaginas; todo es decidirse a empezar y recordarse el «para qué». Vamos a ir tomando pequeñas píldoras de movimiento, distribuidas a lo largo del día de manera muy sencilla. Si trabajas sentada, vamos a poner una alarma cada media hora, o al menos cada hora, que nos recuerde levantarnos de la silla. Al principio podemos aprovechar esta píldora de movimiento para ir al baño, beber agua, caminar unos pasos o estirarnos. En un siguiente nivel podemos incorporar unas sentadillas.

Servirá cualquier ejercicio sencillo y tradicional que te ayude a mover un poco el cuerpo, a acelerar las pulsaciones, a trabajar los músculos. De esta manera también aprenderemos que para moverse simplemente hay que querer. No hacen falta tantas cosas (equipo específico, ropa técnica, desplazarse a un gimnasio…); todo eso está muy bien, pero hay gente a la que le impide avanzar porque lo ve complicadísimo.

Tienes un cuerpo que es una maravilla; simplemente muévete.

Subir las escaleras, en lugar de usar el ascensor, es un ejercicio buenísimo y al alcance de todas. Uno de los mejores consejos que he puesto en práctica es subir los escalones de dos en dos para trabajar los glúteos. Lo hago siempre que puedo. En casa tenemos escaleras y fue toda una bendición durante el confinamiento. Adicionalmente hemos ido incorporando maneras obligatorias de movernos. Pusimos el enfriador de agua en el sótano, de tal manera que hay que bajar y subir un piso para llenar las botellas. Mucha gente me pregunta por qué ponerlo tan difícil. Si calculáramos la cantidad de movimiento que hacemos los cuatro gracias a este pequeño detalle, nos daríamos cuenta de que estamos regalándonos vida y salud.

La vida saludable se encuentra alejada del exceso de confort. No obtendrás una vida saludable en cuerpo, mente y espíritu mientras pasas horas en el sofá viendo vídeos en las redes sociales. Necesitarás un poco de incomodidad, pero tu yo saludable del futuro lo agradecerá.

Solo tú eres responsable de decidir moverte más. Lo primero es querer hacerlo, con determinación.

¿QUÉ ACTIVIDAD HAGO? NO SÉ QUÉ HACER NI CÓMO EMPEZAR

El primer paso siempre es el más difícil de dar y el más importante, porque te sacará del punto donde estás. Tal vez necesites retomar la actividad física tras un tiempo de haberla abandonado. ¡Vamos! Ya tienes lo principal, las ganas de cambiar. Ser consciente de que hay algo de tu vida que necesitas mejorar es muy positivo.

Estoy segura de que sabes lo importante que es hacer ejercicio: lo has visto en las redes sociales, lo has leído en libros, te lo han dicho los medios de comunicación. Lo sabes y, aun así, te resulta complicado incorporarlo a tu rutina diaria. Parece que no hay tiempo, vas con la agenda llena, llegas agotada a casa, los fines de semana no tienes tiempo de nada. O tal vez piensas que no tienes dinero para invertir en todo lo que implica empezar.

Veamos cómo podemos resolverlo. Antes que nada necesitas centrarte en tu «para qué». Eso te dará fuerza.

ACCIÓN PRÁCTICA

Siéntate, coge la agenda y hazle un hueco al ejercicio físico, la actividad o el deporte que hayas elegido realizar. Para que cumplas con tu entrenamiento es importante que le asignes un tiempo en tu agenda.

¿QUÉ EJERCICIOS, ACTIVIDADES FÍSICAS O DEPORTE ME RECOMIENDAS?

Buenas noticias: tenemos gran cantidad de opciones al alcance. Es muy importante que elijas una que te divierta, que te guste, que te emocione, porque eso será lo que te permitirá mantenerla mucho tiempo, tu objetivo más importante.

Realiza una búsqueda de los centros deportivos, gimnasios, polideportivos, grupos de entrenamiento o entrenadores personales de los que dispongas cerca de tu hogar o de tu lugar de trabajo, preferiblemente. Será mucho más factible que acudas sin falta si encaja bien en tu rutina, si no implica grandes desplazamientos o una logística complicada.

Lo más importante es adaptar el ejercicio a tu rutina, a tus horarios, a lo que te funciona mejor, y que no te suponga grandes cambios. Por eso te recomiendo sentarte con la agenda, revisar en qué momentos del día puedes crear el espacio para el ejercicio físico y si te conviene más practicarlo cerca de casa o del trabajo. Por ejemplo, hay personas que tienen disponibilidad al mediodía, durante la hora de la comida, y prefieren entrenar primero y luego comer en menos tiempo. Otras optan por entrenar al inicio del día, y otras, al terminar el horario laboral, al final de la tarde. Lo principal es que a ti te funcione, que te guste, que le saques provecho.

Recuerda que también hay muchos ejercicios que puedes practicar en casa. Existe una gran variedad de actividades online que ofrecen entrenadores deportivos. Incluso tú puedes crear tu propia rutina personalizada con algunos materiales sencillos: mancuernas, pesa rusa, ligas, bandas elásticas, comba, *step*, pelota, esterilla, discos; lo que te vaya mejor. Si no tienes ni idea de cómo se hace una rutina en casa y te gustaría escoger esta opción, lo ideal es buscar un entrenador personal para que te explique una rutina y la adapte a tu situación personal, nivel y condición física. Esto te ayudará a ejecutar bien los ejercicios, progresar más deprisa y evitar lesiones. Realmente es una inversión que vale muchísimo el esfuerzo. Es un regalo de salud.

En mi caso, he pasado por muchas rutinas. El ejercicio físico es un componente innegociable de mi vida. Es tan importante como mi trabajo, porque si yo estoy sana, si me siento bien, si tengo energía, tengo mucho más para ofrecer a mi familia, a mis pacientes, a mis lectoras, a mis amigos, a mi entorno, a la sociedad en general. Enferma no le sirvo a nadie.

He tenido épocas en las que entrenaba por la tarde: iba al gimnasio, hacía actividades dirigidas o corría. Incluso muchas veces tuve que salir a correr de noche por razones laborales, y luego cuando tenía niños pequeños. Las madres solemos hacer peripecias para seguir entrenando. Muchas veces nos sentimos culpables por dejar a nuestros peques para entrenar. Todo eso proviene de viejas creencias que venimos arrastrando. Nada mejor para nuestros hijos, para nuestra familia, que el ejemplo que damos al hacer una actividad física, y por supuesto nada mejor para nosotras, para nuestra salud integral.

Cuando comencé a entrenar por la mañana, me di cuenta de que esa era mi rutina ideal. Por eso digo que muchas veces hay que ir probando hasta descubrir lo que es óptimo para cada una de nosotras. Mi vida cambió drásticamente para mejor cuando creé mi rutina de inicio del día, que incluye ejercicio físico. Esta es mi pastilla de bienestar en cuerpo, mente y espíritu. Es mi momento de conexión conmigo, mi cita con mi yo saludable del futuro, el momento de agradecer a la vida poder mover mi cuerpo, despertar un día más con vida, presenciar el amanecer, disfrutar del privilegio de todo eso que me permiten hacer mis piernas y mis brazos, sentir esa energía en movimiento y ser espectadora del milagro que es contemplar la naturaleza. No existe para mí una mejor terapia que esa, y solo le pido a la vida que me permita seguir en movimiento para experimentar ese placer durante el tiempo que viva. Dedica un tiempo a explorar las actividades dirigidas que se adaptan a tus horarios. Incluso puedes combinar dos para ir probando. Por ejemplo: clases dirigidas de *spinning*, sesiones de fuerza, yoga, aeróbic, zumba, pilates, CrossFit o *aquagym*, entre muchas otras que se ofrecen en los gimnasios y polideportivos.

También puedes probar algún deporte como el pádel, la natación, el tenis, el fútbol, la gimnasia, el ciclismo, la escalada, correr; alguno que se te diera genial de pequeña, o quizá alguno que siempre te haya suscitado curiosidad y con el que nunca te hayas atrevido, o, si eres osada, ese que te hayan hecho creer que se te da mal.

Muchas veces arrastramos creencias que creamos en la niñez con la opinión de otras personas (compañeros, profesores, padres), hasta llegar a pensar que éramos «malas» en algo. A mí me pasó con los deportes. Llegué a pensar que era mala. Esas creencias pueden ser las responsables de que no intentemos nuevas experiencias, de que nos bloqueemos. Cuando trabajamos para cambiarlas, nos damos cuenta de lo maravillosa que es nuestra mente; nos sentimos capaces de hacer más cosas; mejoran nuestra seguridad y confianza.

¿Tienes alguna de estas creencias? ¿Piensas que eres «torpe», «mala para los deportes», «poco flexible», «lenta» o cualquier otra cosa que no te deje probar algo nuevo? Te invito a que comiences a trabajar en esa creencia, a que te retes un poquito. Muchas veces esa antigua opinión que tenemos de nosotras mismas nos limita.

Una vez que hayas elegido la actividad en la que quieres comenzar, crea el compromiso contigo misma, ten en mente tu «para qué» cada vez que te falten las ganas, y sobre todo disfruta del privilegio de moverte. Estoy segura de que en pocas semanas te sentirás de mejor humor, con más energía, más segura de ti misma, con ganas de seguir mejorando, y que descansarás mejor, querrás comer más saludablemente y habrás dado un enorme paso hacia una salud integral para toda la vida.

¿Cómo lo haces para tener tanta disciplina?

Muchas de mis seguidoras y amigas me plantean esta pregunta cuando me ven entrenando por la mañana. Suelo compartir historias de mis entrenamientos y reflexiones que se me ocurren después de varios kilómetros. El ejercicio físico produce unos cambios muy favorables en la bioquímica del cerebro. Aumenta ciertas sustancias que nos ayudan a pensar con más claridad; aumenta la neuroplasticidad, ese superpoder que tenemos para seguir aprendiendo y formando conexiones neuronales; aumenta las endorfinas, las hormonas que nos producen bienestar, así como la oxitocina; y, sobre todo, ayuda a bajar el cortisol. El ejercicio físico es de las mejores estrategias que puedes seguir si te sientes estresada.

Practicar ejercicio físico es una de las mejores cosas que puedes hacer por tu salud si tienes mucho estrés psicológico.

Yo he creado el compromiso porque soy muy consciente de los beneficios que obtengo. He automatizado el hábito, y lo tengo tan interiorizado que no necesito negociarlo con mi mente. Sin embargo, como cualquier persona, hay días en los que no me apetece nada entrenar, en los que tengo pereza, en los que hace mucho calor, frío, está muy oscuro o simplemente quiero seguir en la cama más tiempo en lugar de salir a correr o de ponerme a levantar mancuernas.

Lo que a mí me ha funcionado para cumplir con los entrenamientos es ponerme en «modo automático». Para adquirir cualquier hábito es muy importante la noche anterior. Por la noche dejo preparado absolutamente todo lo que voy a necesitar, desde las zapatillas de correr hasta la botella de agua. Esto evita que la mente empiece a buscar excusas y me devuelva a la cama. Por la noche también me digo: «Mañana voy a entrenar», «Mañana haré la rutina de fuerza», «Mañana practicaré yoga» o lo que sea que tenga programado. Si dudo, no lo haré. Me he dado cuenta de que cuando pienso: «Si puedo entrenaré», o «Mañana intentaré buscar un hueco para hacer yoga», o «Si no estoy tan cansada saldré a correr», no lo hago. A la mente hay que darle indicaciones precisas, como si fuera una máquina, porque si no encontrará excusas para que sigamos cómodas, sin gastar energía, calentitas en la cama.

En mi caso, cuando no cumplo con mi compromiso me siento fatal. Prefiero la incomodidad de empezar a entrenar con pocas ganas o pereza que la sensación de haberme fallado a mí misma. Cuando cumplo con ese compromiso, empiezo el día con determinación, con la sensación de querer seguir cumpliendo con otros hábitos. Es muy motivador y positivo.

Haz lo que puedas; un poquito siempre es mejor que nada.

Hay días en los que se hace muy cuesta arriba. En ocasiones nos enfrentamos a muchos desafíos: situaciones familiares, cambios hormonales, exceso de trabajo, una mala noche de sueño… A menos que tengas dolor (por supuesto, nunca entrenes con dolor o lesionada) trata de hacer aunque sea un poquito. Si sales a caminar, camina cinco minutos; si vas a nadar, nada diez minutos; si corres, sal a correr un kilómetro; si vas a yoga, entra a la sesión y haz lo que puedas ese día, y luego quédate descansando y respirando.

Cuando he tenido días así y he decidido salir, después me he sentido mucho mejor. He terminado haciendo un poco más de lo que tenía previsto. La resistencia la vences al empezar. Ese es el paso más difícil: ponerte el bañador, calzarte las zapatillas, entrar en el gimnasio, correr el primer kilómetro.

Nunca me he arrepentido de empezar ninguna actividad física, de ninguna caminata; siempre he vuelto mejor de lo que he salido, se me ha despejado la mente, he visto las cosas con más claridad. Eso demuestra lo mucho que necesitamos del movimiento.

LOS TRES PASOS PARA CUMPLIR TU COMPROMISO CON EL EJERCICIO

1. La noche antes, deja preparado todo lo que vas a necesitar: ropa, zapatillas, bañador, goma para el pelo, gorra, protector solar, bolso, esterilla, equipo, botella de agua; que no haya excusa.

2. Justo antes de dormir, prográmate: «Mañana iré a mi clase de pilates a las 8.00 y por la tarde daré un paseo de treinta minutos».

3. Ofrécete un pequeño «premio» por haber cumplido contigo: un batido de frutas, un masaje, un capítulo de tu serie favorita, un café con una amiga, un baño relajante; lo que te haga ilusión a ti. Te has regalado vida, fuerza, energía, amor por tu cuerpo.

Todo lo que el yoga me enseñó

Muchas mujeres me preguntan si les aconsejo empezar a hacer yoga. La respuesta rápida es un sí rotundo. El yoga es más que una disciplina milenaria; es un estilo de vida que encierra toda una filosofía con grandes beneficios para la salud física, mental y espiritual. Es precisamente esa combinación de beneficios para el cuerpo, para calmar la mente y para conectar con nosotras mismas lo que más me gusta del yoga. Al menos, en mi caso, empezar a practicarlo marcó un antes y un después en mi vida. Cuento la historia de mi comienzo en el capítulo de espiritualidad. Para mí fue todo un chispazo.

Cuando no estamos familiarizadas con esta práctica, solemos pensar que es muy relajante, que consiste en hacer algunos estiramientos, pero no se trabaja mucho. Esa era la idea errónea que yo tenía en la cabeza. En realidad, el yoga nos exige estar muy presentes durante la práctica, sostener la incomodidad, prestar atención a la respiración, aprender a ser humildes, respetar nuestra evolución, escuchar a nuestro cuerpo y mover toda esa energía.

Con la práctica continua del yoga trabajamos aspectos muy interesantes, como la flexibilidad, el equilibrio, la movilidad articular, la fuerza con el peso de nuestro propio cuerpo, la atención, la coordinación, el trabajo de respiración, la voluntad, la concentración. El yoga promueve valores tan hermosos como la compasión hacia nosotros mismos y hacia todos los seres vivos, el amor y la paz, y es una puerta de entrada a la espiritualidad.

Existen muchos estilos de yoga y muchas maneras de incorporar esta práctica a nuestra vida. Recomiendo, como siempre, comenzar poco a poco, con paciencia, observando cómo nos sentimos, y escuchar a nuestro cuerpo para ir haciendo ajustes que nos permitan practicar yoga toda la vida. En mi opinión, lo ideal es combinarlo con otro tipo de ejercicio o deporte para ampliar los beneficios. A modo anecdótico, recuerdo que durante el entrenamiento para el segundo maratón que corrí, combiné las carreras con sesiones de yoga. Fue el maratón del que mejor me he recuperado. No sentía ninguna molestia en las piernas, fue genial.

Tengo muchas pacientes que me cuentan sus testimonios con el yoga. Sin duda alguna, incorporarlo a tu día a día es una excelente decisión para tu salud integral.

Algunos aprendizajes del yoga aplicados a la vida

- **Todo el tiempo buscamos el equilibrio.** Siempre he sido muy expresiva. Cuando me pasaban cosas muy buenas lo celebraba y se me notaba muchísimo. Pero cuando me sucedían cosas malas me hundía, me iba al otro lado de la balanza y perdía el equilibrio. El yoga me enseñó a recuperar un poco más rápido ese equilibrio entre las experiencias de la vida.

- **La respiración es el puente que une nuestro cuerpo y nuestra mente.** Cuando aprendemos a prestar atención a la respiración, aprendemos a calmar la mente y escuchar al cuerpo.

- **Seamos humildes y entendamos que aprender a hacer algo de manera excelente toma su tiempo.** Cuando veía esos asanas perfectos, con esa gracia y esa facilidad, deseaba poder hacerlos también. Luego aprendí que la persona que los hacía llevaba practicando muchos años, que repetía el asana una y otra vez hasta que le salía con esa facilidad.

- **Imita al que sabe hasta que aprendas.** Cuando estamos comenzando en algo, ayuda mucho observar y aprender de los que ya saben, de los que tienen la experiencia; es fundamental disponer de referentes.

- **Seamos flexibles.** La salud integral está lejos de la rigidez, de los extremos. El yoga nos enseña a trabajar la flexibilidad del cuerpo, que también debemos aplicar a la mente.

- **Seamos capaces de estar incómodas.** Durante una vida saludable y plena, estaremos incómodas muchas veces. Aprender a tolerar esa incomodidad nos ayudará a avanzar hacia donde queremos estar.

LO MEJOR DE CORRER

Correr ha sido, junto con los libros y los estudios médicos, una de las grandes pasiones de mi vida. Empecé a correr de forma intuitiva a los quince años, simplemente porque el cuerpo me lo pedía. Me ha dado muchas satisfacciones y aprendizajes, y le dedicaré un libro entero algún día. Son muchas las reflexiones que han surgido después de unos cuantos kilómetros.

Correr y el apoyo de mi familia fueron mis acompañantes durante todo el proceso de escritura de este libro. Cuando corro, siento que se me ordenan las ideas; pienso de una forma más fluida; encuentro inspiración; se me ocurren soluciones; me siento con más energía, más optimista, más serena, más segura de mí misma, más clara, más capaz de poner el foco en lo importante.

Durante todas las carreras en las que he participado, he disfrutado mucho y me he sentido afortunada por estar ahí, orgullosa de mi cuerpo; me he contagiado del ambiente positivo y lleno de buena energía que se respira. Sin duda alguna, no sería quien soy sin esos maratones y esos medios maratones para los cuales entrené, sobre todo por lo que aprendí sobre mí en el camino, en los largos kilómetros muchas veces solitarios que tuve que recorrer. Creo que fueron una gran oportunidad para ordenar mis prioridades y mis pensamientos. Parte de lo que te cuento en este libro de mis grandes aprendizajes de vida surgió precisamente entrenando para esas carreras. Por eso insisto tanto en que practiques ejercicio, en que hagas algún deporte, el que tú elijas: porque soy plenamente consciente de cuánto te puede ayudar.

Muchas seguidoras me comentan: «Te admiro mucho, me encanta verte corriendo por la mañana, me contagias esa energía, pero no me gusta correr, me aburre, yo no soy capaz, me ahogo...», y otras cosas parecidas. Siempre les respondo que la intención de mis mensajes no es que salgas a correr si no es lo tuyo, si no puedes o no te gusta. Correr no es para todo el mundo; por lo general, lo amas o lo odias. La verdadera intención de mis mensajes es transmitirte el estado emocional que se logra cuando practicas algo que te gusta, que disfrutas, y también que sepas que no todos los días son fáciles, que a veces tenemos que tirar de voluntad, que muchas veces no tenemos ganas, llueve, hace calor o estamos con la regla, y salimos con la energía bajita, pero que siempre que nos movemos tiene premio.

Convertirte en una mujer activa tiene premio lo mires por donde lo mires.

El desafío de empezar en un gimnasio

Muchas mujeres se sienten intimidadas al ir al gimnasio. Les da vergüenza mostrarse torpes entre todas esas máquinas que a veces no saben usar, ser el centro de las miradas de los otros usuarios, ser las únicas personas que no tienen un «cuerpo de gimnasio», salir en mallas apretadas delante de todo el mundo... En fin, ser nueva en el gimnasio o retomarlo después de mucho tiempo representa un desafío, y pienso que no deberíamos minimizarlo. A mí misma me ha pasado: he sido toda la vida un «ratón de gimnasio»; me gusta y no soy vergonzosa, al menos no a esta edad, y aun así cuando lo retomé después de la pandemia me sentía muy torpe, no me enteraba de dónde estaban las máquinas que quería usar y era incómodo.

Esta incomodidad y esta sensación de torpeza de principiante pueden hacer que alguien deje de entrenar, que no quiera asistir más. Creo que se debería prestar un poco de atención a las personas nuevas en los gimnasios, guiarlas en las primeras visitas y mostrarse a su disposición para responder sus dudas. Quizá un entrenador personal podría ocuparse de atender a las personas nuevas. Esto ayudaría a que se sintieran más cómodas y la experiencia fuera mejor, lo cual aumentaría las ganas de volver y seguir, que es lo que buscamos: que lo que hagamos sea sostenible.

Por otro lado, si eres tú la que tiene vergüenza o se siente incómoda en el gimnasio, recuerda que todas hemos sido

nuevas, que en realidad la mayoría de las personas están con-
centradas en su actividad y que siempre hay alguien servicial
dispuesto a orientarte o a responder alguna duda. Una vez
vencida esa resistencia del comienzo, poco a poco te sentirás
más cómoda. Todo es ponerse. Si esta es tu actividad física,
ánimo. Si no te gustan los gimnasios, recuerda que tienes muchas opciones para entrenar, incluso desde tu casa. Haz lo
que puedas y lo que se adapte a tus gustos y preferencias, pero
entrena.

**Quedar con amigas para hacer deporte
es una terapia de alto impacto.**

Cuando te comprometes con otras personas para realizar
una actividad física o deporte, inmediatamente aumentan las
posibilidades de mantener el hábito y de que completes la actividad que te has planteado. El compromiso que implica quedar con otras personas en un lugar y a una hora determinada
nos empuja y anula la mayoría de las excusas que nos presenta la mente en el momento de negociación al que nos somete
cada vez que queremos entrenar.

Si has decidido salir a nadar tú sola un sábado por la mañana, por más que lo tengas en la agenda y entiendas todos
los beneficios que te traerá convertirte en una nadadora, en
el momento en que apagas la alarma del despertador es tu
mente la que te controla con todos sus argumentos: «Con lo
cansada que estoy de toda la semana, merezco seguir durmiendo», «A quién se le ocurre entrenar un sábado por la mañana», «Qué pereza», «Si no voy hoy no pasa nada», «Duermo un ratito más y voy más tarde», «Los fines de semana son
para dormir». Lo que ocurre a continuación, y lo sé porque lo

he vivido muchas veces, es que te quedas dormida, decides no ir y luego te sientes fatal por no haber cumplido contigo misma y con el hábito que decidiste mantener, con la transformación en la que estás trabajando para mejorar tu salud.

Una maravillosa idea para aumentar el nivel de compromiso y el disfrute durante la práctica deportiva es quedar con una amiga o un grupo que comparta tus intereses y objetivos. Si sabes que hay alguien esperándote en la puerta del gimnasio para ir a nadar esta mañana, harás todo lo posible por levantarte y vestirte. Además, así aumentarán los beneficios del entrenamiento. Compartir una actividad deportiva con amigas o con un grupo te ayuda a fortalecer lazos con esas personas, a disfrutar de una conversación y a intercambiar ideas, consejos o sugerencias que contribuyan a consolidar tu identidad de mujer deportista. La próxima vez que vayas a entrenar, te costará menos esfuerzo salir porque tendrás en mente el recuerdo de lo bien que lo pasaste la última vez que fuiste y cuánto te animaron tus amigas. Te acordarás de anécdotas graciosas, del bonito amanecer que contemplasteis juntas y que hizo que valiera la pena madrugar, o del café delicioso que compartisteis después del entrenamiento.

Compartir actividades de nuestro interés con un grupo de amigas forma parte de la salud integral. Afianzamos los lazos, la solidaridad, el sentido de pertenencia, el humor y la empatía. Nos retroalimentamos: un día apoyamos a esa amiga que tiene pereza o está desbordada, y al otro somos nosotras quienes necesitamos el apoyo y las palabras amables para seguir adelante. Es dar y recibir amor y buena energía. Entrenar en grupo sin duda aumentará tu compromiso y disfrute, dos elementos importantes para mantener la actividad física en el tiempo.

Si no tienes un grupo que quiera hacer ejercicio, entrenar o compartir tus intereses, lo ideal es buscar uno al que puedas unirte para montar en bici, correr, entrenar la fuerza, nadar, hacer yoga, etc. Al principio puede resultar intimidante, como cuando empiezas a entrenar en un gimnasio, pero piensa que con el tiempo superarás esa incomodidad y ganarás mucho.

¿QUÉ TIPO DE EJERCICIO ES MEJOR?

Cualquier ejercicio es mejor que no hacer nada; eso es lo principal. Mucha gente se queda paralizada entre tantas opciones, lo posterga y acaba no haciendo nada. Aquella frase de «lo mejor es enemigo de lo bueno» es realmente útil a la hora de ponerse en acción. Empieza como puedas, con lo que puedas, a la hora que te convenga. Poco a poco encontrarás tu rutina ideal, pero la encontrarás en movimiento, no sentada en el sofá pensando.

La OMS establece que necesitamos al menos 150 minutos de actividad física intensa a la semana. En realidad, eso es poquito si lo comparamos con el tiempo que solemos invertir en otras actividades que no nos aportan nada bueno. El ejercicio físico es un requisito indispensable para una salud estrella. Lo ideal es una combinación que incluya ejercicios de fuerza muscular, trabajo cardiovascular y movilidad articular. Eso sería lo óptimo para una longevidad saludable, pues nos ayudaría a conservar la masa muscular, a prevenir el riesgo cardiovascular y metabólico, y a cuidar las articulaciones y prevenir lesiones futuras.

La importancia capital del ejercicio de fuerza

Con el paso del tiempo vamos perdiendo masa muscular y nos cuesta un poco más formar tejido muscular. Esto conduce a la temida «sarcopenia», que significa tener poco músculo y supone el origen de una gran cantidad de problemas de salud y pérdida de la calidad de vida en la tercera edad. Causa fragilidad, nos impide valernos por nosotras mismas y nos predispone a acumular grasa a partir de la menopausia, a sufrir osteoporosis y a perder fuerza, y todo esto se asocia a una disminución de la esperanza de vida.

Proteger nuestra masa muscular nos ayudará a gozar de una salud integral y a prevenir enfermedades como la diabetes, enfermedades cardiovasculares, neurodegenerativas, fracturas y hasta enfermedades mentales. Nuestra masa muscular es uno de los principales activos para una vejez saludable y plena. Invierte tiempo y esfuerzo en mantenerla. Tu yo saludable del futuro te lo agradecerá.

El ejercicio de fuerza es cualquier ejercicio que someta nuestros músculos a cargas: empujar, levantar objetos (por ejemplo, mancuernas, barras, una pesa rusa…) o levantar nuestro propio peso, como sentadillas o dominadas. Es todo aquello que ponga nuestros músculos a trabajar, a contraerse. Este esfuerzo representa un estímulo que activa una serie de reacciones y produce sustancias capaces de disminuir la inflamación del cuerpo, lo cual evita la inflamación silenciosa de bajo grado. El músculo, al contraerse, ejerce presión sobre el hueso y lo estimula a formar hueso nuevo, lo que evita la temida osteoporosis. Nuestros músculos obedecen al principio de «órgano que no se usa se atrofia». Cuanto más los usemos, mejor calidad de vida tendremos a la larga.

La recomendación ideal es que incorpores una sesión de fuerza de dos a tres veces por semana a tu rutina de entrenamiento. No tiene que ser muy larga ni agotadora. Si sabes aprovechar el tiempo, una rutina de quince a veinte minutos ya marca la diferencia.

Muchas mujeres dicen que trabajar la fuerza les aburre. Prueba a entrenar con amigas y seguir una sesión, prueba con música que te divierta, cambia las sesiones, ve al aire libre, busca distintas estrategias. No tiene por qué ser aburrido; piensa en el gran regalo de salud que te estás haciendo.

**Entrenar la fuerza no es aburrido.
Aburrido sería tener que quedarte en casa
cuando seas mayor porque necesites ayuda
para levantarte de la silla, para andar,
para hacer la compra o subir escalones.**

Empieza a cuidar tu masa muscular: entrena la fuerza. Derrumba las excusas:

- **«A mi edad estoy demasiado mayor para empezar».** No hay una edad límite para empezar a entrenar los músculos. Nunca es tarde, recuérdalo siempre: nunca. Puedes empezar con la edad que tengas. Se han realizado varios estudios en ancianos en los que se observan los beneficios en su salud cognitiva, su estado de ánimo y su fuerza, en comparación con los compañeros que no entrenan la fuerza muscular. Una recomendación importante es que busques una profesional para que te guíe al comienzo. Será mucho más efectivo y seguro.

- **«Los ejercicios con impacto son malos para el cuerpo».** Necesitamos algo de impacto para que se produzcan todos esos cambios que ayudan a que el músculo y el hueso se reconstruyan. A menos que tengas una lesión, el impacto es positivo.

- **«No quiero hacer pesas porque me pondré como un hombre».** A las mujeres nos cuesta bastante esfuerzo formar masa muscular. Lo que ocurrirá es que los músculos se te verán más definidos, los tendrás más fuertes y tu cuerpo funcionará mejor. A menos que sigas un régimen de alimentación específico, con suplementos, o que subas altas cargas o realices un entrenamiento progresivo intenso, es poco probable que tu cuerpo cambie de esa manera que imaginas. Serás tú misma con mejor salud, y probablemente tu apariencia te gustará más y te sentirás más segura y con más energía. Todo es positivo.

Cuida tus articulaciones

Muchas mujeres, cuando entrenamos, nos olvidamos de cuidar nuestras articulaciones. Con frecuencia las sometemos a mucha carga sin una preparación progresiva, sobreentrenamos o entrenamos sin pensar en el futuro, en «administrar» el esfuerzo para no lastimarnos ni sobrepasarnos. Se nos suele olvidar que necesitaremos articulaciones sanas durante toda la vida.

Es importante que incorporemos ejercicios de movilidad articular y estiramientos suaves, como los del yoga. Respeta los tiempos que necesitan tus músculos para adaptarse a nuevos entrenamientos y mayores cargas o impacto. Recordemos que nuestro objetivo es mantenernos activas durante toda la vida.

Lo ideal es visitar a un fisioterapeuta cada cierto tiempo. Si tienes cualquier molestia o limitación, acude al especialista lo antes posible para tomar las medidas necesarias y evitar que empeore.

Eso que llaman «el entrenamiento invisible», que es todo lo que hacemos cuando no estamos entrenando, es importante para nuestro rendimiento y para la salud a largo plazo: respetar el descanso, la nutrición, la gestión del estrés, las horas de sueño, etc.

HABLEMOS DE NUESTRO CUERPO

El caso de Alicia

Alicia me contó que llevaba años sufriendo por su peso, por la forma de su cuerpo, porque no conseguía adelgazar. Había intentado decenas de dietas, pastillas quemagrasa, ejercicio cardiovascular hasta la extenuación; seguía a mil gurús del fitness; pero nada le funcionaba para lograr su objetivo: perder peso, verse flaca, ponerse unos vaqueros de cuando era más joven. Lo que más deseaba en este mundo era perder todos esos kilos, verse como esas chicas superdelgadas de las pelis y las revistas. Se sentía muy frustrada porque realmente se esforzaba. Era disciplinada, hacía todo lo que estaba en sus manos y aun así la balanza no parecía moverse.

La frustración le producía ganas de abandonarlo todo, todos esos hábitos saludables que parecían no estar dando ningún resultado. Su cuerpo se resistía a perder peso. Me contó que se pesaba a diario, incluso dos veces al día, por la mañana y después del gimnasio, pero no bajaba nada. Había crecido pensando que la delgadez era sinónimo de ser atractiva, que para ser merecedora de amor necesitaba adelgazar. No estaba a gusto consigo misma, odiaba su cuerpo y se castigaba haciendo más ejercicio cada vez que comía de más.

Alicia es una mujer preciosa, con una sonrisa enorme y dulce, con mucho talento y dones para desarrollar, con planes e ilusiones como cualquier mujer, pero este asunto del cuerpo y del peso le hacían perder foco, invertir mucha energía y sobre todo sufrir mucho. Esta es la historia de muchas personas. Crecen creyendo que su valor está en lo que pesan, en su apariencia o en la forma de su cuerpo. Toda esta lucha inútil contra el propio cuerpo genera un desgaste impresionante que nos impide vivir plenamente, disfrutar de quienes somos, amarnos y entender nuestro inmenso valor como seres humanos. Perdemos energía, tiempo y salud intentando «corregirlo» para adaptarnos a lo que la sociedad nos impone, unos estándares absurdos, muchas veces inalcanzables, que nada tienen que ver con nuestra salud.

Hay cuerpos de todo tipo, todas somos diferentes, y eso es maravilloso. Por mucho que imitemos la alimentación y el entrenamiento de otra persona, nuestro cuerpo seguirá siendo el que es.

**El objetivo principal del ejercicio físico
y la alimentación debe ser estar sanas
en cuerpo, mente y espíritu. Todo lo que
nos aleje de ese objetivo es innecesario.**

Recordemos que el ejercicio no es un castigo; no es una penalización por haber comido de más. Es un privilegio, un premio, un honor. El ejercicio debe ser disfrute.

**Cuando haces ejercicio desde el disfrute,
desde el amor hacia tu cuerpo,
creas una relación sana y duradera.
Eso es lo que te ayudará a mantenerte
activa toda la vida.**

Nuestro cuerpo es nuestro instrumento para experimentar todas las vivencias y transitar por ellas. Cuidarlo es sumamente necesario para una vida plena. No se concibe una salud integral sin un cuerpo sano. Además, el cuerpo está en permanente y estrecha conexión con la mente. Te hablaré un poco más de ello en el capítulo dedicado a las emociones y las relaciones personales.

**Tu valor como mujer no está en la forma
de tu cuerpo, en tu peso ni en tu talla.**

Muchas personas se obsesionan con perder peso. Se pesan todos los días, como Alicia, y entablan una lucha contra su cuerpo. Llegan a odiarse a sí mismas porque creen que si bajan de peso serán más atractivas, más valiosas, socialmente aceptadas y más sanas.

Esto no es así. Es cierto que el exceso de grasa corporal aumenta el riesgo de muchas enfermedades, incluidas algunas cardiovasculares, y hasta de cáncer. Sin embargo, bajar de peso no siempre es garantía de perder grasa. Una dieta restrictiva de esas que prometen «milagros» quizá te haga perder peso rápidamente si pasas suficiente hambre, pero también te hará perder masa muscular, que ya sabes que es uno de tus principales activos para una vejez saludable. Uno de los objetivos de un estilo de vida saludable es mejorar tu composición corporal ganando músculo y perdiendo grasa, poco a poco y de forma sostenible, para no tener rebotes.

No me gustan las dietas restrictivas.
No las aconsejo. Suelen ser poco sostenibles.

Cuando te sometes a una dieta restrictiva, empiezas a perder peso, pero eso no es sostenible. Nuestro organismo no es capaz de encontrarse bien ni de funcionar de manera óptima si lo sometemos a pasar hambre y a muchas restricciones. Además, perderemos masa muscular, lo cual es desfavorable para la salud. Al cabo de un tiempo volveremos a comer como antes o incluso más. Nos sentiremos mal anímicamente porque pensaremos que no hemos tenido la fuerza de voluntad suficiente para seguir con esa dieta y lograr nuestro objetivo, y nuestro cuerpo empezará a guardar reservas por si se nos ocurre ponerlo a pasar hambre de nuevo. Ese es el motivo por el que las dietas restrictivas suelen causar un efecto rebote y podrían afectar al metabolismo y ser dañinas para la salud física y mental.

Derivé a Alicia a una nutricionista que la ayudó a adquirir los conocimientos necesarios para alimentarse de manera saludable, mejorar su relación con la comida, cocinar de manera rica y variada, y sobre todo crear rutinas para toda la vida. Le explicó que los cambios serían lentos pero agradecidos, y que eso era lo mejor para la salud a largo plazo. Aprendió a entrenar desde el amor hacia su cuerpo, a escucharse, a disfrutar del privilegio de poder moverse. Buscó un entrenador personal que la orientó sobre cómo entrenar la fuerza para ganar masa muscular, y eso representó un cambio enorme en su energía, su humor y su descanso. Todo eso fue clave para que recuperara su salud integral. Se sentía mucho más segura de sí misma, a gusto con su cuerpo, con más energía y fuerza, con mejor rendimiento en su trabajo, mejor descanso, mejor humor en general, y agradecida de haber tomado esa decisión que la ayudó tanto a encontrar el bienestar.

En conclusión, y para pasar a la acción

Cambia el foco, deja de pensar en perder peso y céntrate en mejorar la calidad de tu alimentación y la calidad de tus entrenamientos. Los cambios son lentos, pero empezarás a sentirlos al poco tiempo. Piensa en cómo te sientes; con qué energía te despiertas; cómo está tu humor, tu estado de ánimo, tu fuerza; ¿te sientes saciada?; ¿rindes en los entrenamientos?; ¿cómo duermes? Todo esto es mucho más importante que el número que marca la báscula o que tu talla de ropa.

Hemos vivido mucho tiempo en una sociedad que nos invita continuamente a comparar nuestro cuerpo, a buscar un ideal que es casi inalcanzable e innecesario. Puede que hayas pasado mucho tiempo luchando contra tu cuerpo en lugar de amarlo, de agradecer que funcione a la perfección y te permita vivir. Es momento de ir cambiando esas viejas creencias. No necesitamos sufrir.

No hagas dietas insostenibles ni restrictivas. Escoge el camino lento, amable con tu cuerpo. Sabrás reconocerlo porque te sentirás bien con tu mente, tu cuerpo y tu espíritu, dejarás de luchar y empezarás a fluir con la vida.

Somos hermosas con nuestras diferencias. No tenemos que perseguir el cuerpo de nadie, sino que nuestro cuerpo sea lo más saludable que podamos. Solo eso nos permitirá disfrutar de la vida en todo su esplendor y estar orgullosas de quienes somos.

ACCIÓN PRÁCTICA

✓ Escribe qué actividad física has decidido empezar o retomar y por qué.

✓ Pasa a la acción y apúntala en la agenda.

✓ Escribe tus primeras experiencias en tu cuaderno o libreta de la estrella de la salud y contagia a una amiga que lo necesite.

2

Nutrición saludable

Lo que comemos y su impacto sobre la salud

La historia de Isabel

Isabel llegó a mi consulta porque quería quedarse embarazada. Tenía veintisiete años, llevaba meses intentándolo y prefería hacer algunas pruebas por si acaso. Tenía obesidad y su rostro reflejaba cansancio. Mencionó que estaba muy estresada por su trabajo. La examiné y solicité unas pruebas para ayudarla a tomar medidas. Cuando volvió a la consulta para comentar los resultados, juntas nos dimos cuenta de muchas cuestiones. Sus análisis de sangre gritaban que necesitaba cambiar de estilo de vida, no solo para mejorar su fertilidad, sino también su salud. Tenía los valores alterados; su nivel de triglicéridos en sangre era el más alto que había visto en mi vida. Si lo normal es hasta 150 mg/dl, los de ella estaban en 750 mg/dl. ¡Una barbaridad! La glicemia estaba alta; también la insulina. Tenía resistencia a la insulina y síndrome metabólico, e iba camino de desarrollar una diabetes tipo 2; era sedentaria y su cuerpo estaba inflamado.

«¿Cómo comes? —le pregunté—. ¿Qué estilo de vida llevas? ¿Cómo es un día normal en tu vida?». Me respondió: «La verdad es que hace un par de años que como muy mal. Como muy rápido en el trabajo y tengo mucha presión; mis horarios son complicados y, desde que me nombraron gerente, voy bastante estresada». Me contó que trabajaba en una cadena muy conocida de restaurantes de comida rápida, y desde hacía mucho comía allí todos los días por falta de tiempo y por practicidad. Su estilo de vida le estaba costando la salud. Lo menos urgente en ese momento era lograr un embarazo. Le expliqué que primero teníamos que ayudarla a recuperar la salud.

Ella lo entendió y decidió pasar a la acción. Comprendió que el camino más fácil, pero no el más saludable, era quedarse como estaba, seguir viviendo en la inercia de un estilo de vida que le estaba robando la energía, la salud y la vitalidad. Comprendió que los cambios que le proponía son lentos pero siempre agradecidos. Que lo que hemos descuidado durante meses o años no puede revertirse en pocos días.

Los cambios en el estilo de vida requieren paciencia, amor hacia el propio cuerpo y conciencia plena.

«Puedes comenzar llevándote la comida de casa —le propuse—. Solo necesitas un poco de organización, planificar la lista de la compra en función de los menús y dejarlo todo hecho durante el fin de semana para no tener excusas. Será un gran paso adelante en tu transformación».

De nuevo le hablé de la conveniencia de reflexionar sobre el futuro y la salud que quería construir, y la invité a buscar su «para qué», esa gran motivación que te ayuda a poner el foco en lo importante y que te pone en marcha. Isabel tenía varios «para qué»: vivir el futuro junto a su marido; ambos querían formar una familia; además, le encantaba viajar y tenía una lista de lugares adonde le gustaría ir. Quería vivir nuevas experiencias, conocer culturas, disfrutar de su vida con salud durante muchos años y valerse por sí misma. Una vez que comenzó a ocuparse de su alimentación y su salud en general, en poco tiempo su energía y su estado de ánimo mejoraron mucho; cambió su composición corporal, mejoraron los valores de su análisis de sangre y empezó a sentirse cada día más comprometida con sus cambios. Cada vez que la veía, la encontraba cambiada en muchos sentidos. Percibía a una mujer muy segura de sí misma, me transmitía una energía diferente, y me explicaba en sus propias palabras cómo le había mejorado la vida.

La nutrición es una de las puntas de la estrella de la salud. Sabemos que tiene un profundo impacto sobre nuestro cuerpo y nuestra mente.

Tras la primera consulta conmigo, Isabel acudió a la consulta de cardiología, adonde la envié por sus valores tan elevados de triglicéridos, que se relacionan con riesgo de enfermedades cardiovasculares. Había que ayudarla a bajarlos, por ello y por el nivel de obesidad y problemas metabólicos que tenía, decidieron ofrecerle una solución un poco más drástica y rápida. Isabel se sometió a una cirugía bariátrica, que es una intervención quirúrgica que se practica con la finalidad de ayudar a tratar la obesidad de una forma más rápida. Ella aceptó esta opción y al mismo tiempo entró en un programa de reeducación nutricional y estilo de vida saludable.

Siempre soy partidaria de intentar primero el camino largo. La cirugía no es la primera opción para la mayoría de las personas que quieren mejorar su composición corporal. Este tratamiento está reservado para personas que lo necesitan porque su salud corre peligro, que han intentado otros caminos que no han funcionado, y que cumplen unos criterios médicos para ser candidatas.

Es importante que recordemos que toda persona necesita un plan a su medida. Ni somos iguales ni a todas nos funciona lo mismo. No hay un camino ni una solución única; hay muchas soluciones que deben adaptarse a cada caso. Te cuento la historia de Isabel porque es un ejemplo muy claro del impacto que tiene la nutrición en la salud integral. Ella logró mejorar su salud de forma permanente porque asumió la responsabilidad sobre su estilo de vida. Acompañó la cirugía con la transformación paulatina de muchos hábitos, y gracias a eso logró experimentar un cambio positivo, profundo y permanente en su vida. Aprendió a seleccionar los alimentos, a cocinar recetas saludables y a gestionar el estrés, el descanso, las emociones; a vivir de una forma diferente. Descubrió habilidades e intereses, pasó de sedentaria a activa, y todo esto le ocasionó un cambio de identidad. Empezó a percibirse de forma diferente, y aumentaron su autoestima y su amor propio, su ilusión, sus ganas de vivir y su entusiasmo.

Una cosa la llevó a descubrir otra. Tras mejorar su salud y cambiar muchos de sus hábitos, notaba efectos positivos en el cuerpo y la mente. Eso la ayudaba a mantener la disciplina y a disfrutar de la persona en la que se estaba convirtiendo. Era otra persona, tal cual. Simplemente se fue quitando de encima los lastres que le impedían disfrutar de la vida en todo su esplendor.

«Somos lo que comemos», dijo Hipócrates. Isabel ha sido uno de los ejemplos más dramáticos que he visto de que la famosa frase del padre de la medicina se cumple siempre. Sigo viéndola como paciente todos los años. He sido testigo de sus cambios, de cómo se responsabilizó de su salud y dejó de vivir en modo automático. Con el tiempo conectó cada vez más con sus deseos, sus intereses, su propósito de vida y sus emociones. Su pareja y ella decidieron separarse, por lo que la idea de ser madre, que fue el motivo por el que acudió a mí, ya no estaba en sus prioridades inmediatas.

Cuando podemos pensar con lucidez; cuando tenemos energía y disponemos de buenos nutrientes, descanso adecuado, una mente calmada, y nuestros órganos y sistemas funcionan de manera óptima, que debería ser lo normal, disfrutamos de una vida plena. Un cuerpo inflamado es un cuerpo amenazado. Es como si nos persiguiera un depredador todo el tiempo. Estamos en modo supervivencia. No tenemos energía para reproducirnos, para que nuestras hormonas estén equilibradas, para crear, para imaginar, para hacer nuestro trabajo con excelencia. Los alimentos son la información y la materia prima que reciben nuestras células para cumplir con sus funciones.

La calidad de nuestra vida depende de la calidad de nuestros alimentos.

¿Qué ocurre si la información que damos a las células es comida de mala calidad, comida a la que han extraído todos los nutrientes para refinarla (harinas, azúcares, grasas saturadas) y han añadido una cantidad de compuestos para volverla más apetitosa, adictiva y anular nuestra capacidad de sentir saciedad? Pues que estamos privando a nuestro cuerpo de las vitaminas, minerales, proteínas, carbohidratos, grasas saludables, etc., que necesita para funcionar bien, y le estamos dando algo que no sirve para nada, tan solo para llenar el estómago y proporcionarnos placer temporal. El cuerpo no sabe qué hacer con ello. Lo acumula, intenta procesarlo, y en ese intento deteriora aceleradamente el sistema digestivo, el páncreas y el hígado. Esa comida afecta también al cerebro, a los pensamientos y a la salud mental en general.

El poder de transformar tu alimentación

Los alimentos que comemos a diario constituyen los materiales de construcción con los que fabricamos nuestros tejidos. También representan una de nuestras fuentes de energía, de donde sacamos el combustible para realizar todas nuestras funciones vitales. Imagínate lo importante que es la alimentación para la salud integral presente y futura. Mejorándola podemos transformar nuestra salud, eso está claro.

La nutrición es un área fascinante pero llena de controversias, discusiones, polarización, dudas y desinformación. Además, es un campo donde hay cambios continuos, nuevos datos, hallazgos que tienden a confundirnos. Nos perdemos en un mar de información y en teorías que se contradicen, y todo el mundo asegura tener la razón. Eso provoca que muchas mujeres lleguen a la consulta con esta duda:

Para ayudarte al máximo, me centraré en aclararte las bases de una nutrición saludable. Nos aseguraremos de construir la base sólida de una nutrición sostenible para toda la vida. Hay varios puntos claves que a mí me han ayudado mucho y que con mucho cariño compartiré contigo porque me permiten mantener el norte.

Cada persona es distinta; podemos tener diferencias en cuanto a tolerancia, metabolismo, gustos y estrategias que nos funcionan, por eso ninguna recomendación debe ser general. Lo ideal será siempre ponernos en manos de un experto en la materia: un nutricionista o dietista que estudie nuestro caso en profundidad para saber lo que más nos conviene. No obstante, aquí te daré algunas recomendaciones nutricionales que te ayudarán a prevenir una gran cantidad de problemas y, sobre todo, te permitirán llevar un estilo de vida saludable para cuerpo y mente, y disfrutar sin rigidez ni restricciones exageradas.

VÁMONOS JUNTAS A HACER LA COMPRA

Estuve mucho rato pensando de qué manera transmitirte mi visión sobre la importancia de una alimentación equilibrada de forma práctica para que pudieras empezar a aplicarla hoy, vieras cambios en tu salud y fuera sostenible de por vida. Se me ocurrió que la mejor manera de comenzar es con las pequeñas acciones de la vida cotidiana. De nada sirve mucha teoría; nos hacen falta acciones concretas. Tú y yo nos vamos juntas al mercado a escoger lo que necesitamos para cocinar los menús que te ayudarán a construir tu yo saludable del futuro. Recuerda que no tenemos prisa; vamos a disfrutar del camino de la transformación: no necesitamos irnos a los extremos, no necesitamos gastar un dineral ni comprar alimentos exóticos ni difíciles de encontrar.

Hacer la compra es una acción que tiene mucho impacto en quienes seremos. En ocasiones le damos muy poca importancia y compramos con prisa, sin lista, con hambre, sin haber revisado lo que tenemos en casa, y eso nos lleva a tirar comida, a improvisar o a terminar comprando comida en la calle o pidiéndola a domicilio porque lo que compramos no nos permite realizar ninguna receta saludable.

El cansancio y la falta de tiempo son los peores obstáculos para lograr una alimentación saludable.

Por eso vamos a destinar un tiempo en la agenda a hacer la compra. Elige el día de la semana y el horario que más te convengan. Te recomiendo que sea después de desayunar o comer. Ir a comprar con hambre es uno de los errores más comunes. Todo nos apetece, compramos cosas que no solemos comprar y eso dificulta seguir la planificación, además de que gastamos más dinero del previsto o terminamos tirando comida.

Elabora tu lista según lo que te guste, toleres, te funcione y suelas necesitar para cocinar. Puedes hacer una lista e ir marcando lo que necesitas en cada ocasión. Ve con la lista en la mano o en el móvil, lo que prefieras. A mí me gusta llevarla en papel e ir tachando los alimentos según los encuentro.

Es ideal hacer una búsqueda de los lugares, mercados o supermercados que tienes cerca de casa para comparar precios o calidad de los productos. Es algo que necesita dedicación, como todo lo que merece la pena, pero que nos permite ahorrar tiempo, dinero y energía a largo plazo.

Seleccionemos primero la fruta y la verdura

Te recomiendo que primero compres la fruta y la verdura. Esta parte es la que suele exigir más esfuerzo, porque implica seleccionar las piezas, pesarlas y dar algunas vueltas, y es preferible hacerlo en el momento en que tengamos más energía.

Los alimentos de origen vegetal son una de las bases de una nutrición saludable a largo plazo; necesitamos comer verduras variadas y frutas a diario. Uno de los errores más frecuentes en la alimentación es la falta de este importante grupo de alimentos. La mitad del famoso plato de Harvard está compuesto de alimentos de origen vegetal.

Debemos comer verduras variadas todos los días, preferentemente de temporada y de proximidad. Representan una fuente importante de fitonutrientes: son ricas en fibra, agua, vitaminas, antioxidantes, minerales y carbohidratos de absorción lenta. Las verduras son alimento para nuestra microbiota y la ayudan a fabricar sustancias como el butirato, un ácido graso de cadena corta relacionado con la prevención de enfermedades digestivas, además de que regula los niveles de colesterol, triglicéridos y glucosa en sangre, actúa como protector del cerebro y disminuye la inflamación, entre otras importantes funciones.

Las verduras nos ayudarán a favorecer el tránsito intestinal y a evitar el estreñimiento, uno de los enemigos de la salud hormonal. Tener estreñimiento afecta a casi toda la salud; no debemos normalizarlo. En muchos casos puede estar relacionado con desequilibrios en la microbiota; con un aporte inadecuado de ciertos nutrientes, como la fibra; o con la falta de agua o de movimiento. Si las heces se quedan dentro del intestino más tiempo del normal, esto altera nuestro equilibrio; piensa en la cantidad de desechos de los alimentos que ingerimos. Si no los eliminamos, se estancan y prosiguen su proceso de descomposición; esto nos genera malestar y puede incluso contribuir a un desequilibrio hormonal como el exceso de estrógenos.

En consulta he recibido a demasiadas mujeres que, después de tantos años sufriendo a causa del estreñimiento, han llegado a normalizarlo como parte de su vida.

**Tener estreñimiento no es normal;
si lo sufres, prioriza recuperar tu hábito
intestinal diariamente.**

¿Y CÓMO ELIMINO EL ESTREÑIMIENTO?

Lo ideal es manejarlo con ayuda de un especialista en medicina digestiva, nutricionista o dietista para adaptar las recomendaciones a tu historia personal.

Bebe agua: sé que parece un consejo de primero de primaria, pero se nos olvida, por eso lo recuerdo. Muchas de mis pacientes me explican: «Sé que tengo que beber agua, pero estoy en el trabajo y lo olvido. Espero a tener mucha sed o dolor de cabeza». Cuando ya tienes sed, es tarde. Beber agua con frecuencia es un **hábito madre** (un hábito indispensable para construir una salud integral) y, como cualquier hábito, hay que incorporarlo y facilitarnos su cumplimiento. Al principio cuesta un poco, como siempre; luego ya lo harás de modo automático.

Lleva siempre encima una botella de agua reutilizable. Es preferible que no sea de plástico. Si lo es, asegúrate de que el material esté libre de BPA, que constituye un disruptor endocrino. Llévala en el bolso o la mochila, o déjala a la vista en tu lugar de trabajo.

Ponte una alarma cada cierto tiempo que te recuerde beber agua, al menos cada hora. Muchas veces pasamos horas sentadas trabajando y pensamos que, como no estamos haciendo esfuerzo físico, no necesitamos tanta agua. Resulta que el cerebro necesita mucha agua para funcionar correctamente. Si no bebemos, nos sentiremos cansadas, nos costará un poco más concentrarnos y nos dará dolor de cabeza.

Extrabonus: Cuando suene la alarma, levántate y haz algo de movimiento: unas sentadillas, ir al baño, subir una escalera; eso te ayudará aún más a otros niveles. Será tu pausa activa.

La fruta, que no falte

Navegando en el mar de confusión e ideas radicales sobre nutrición, una de las cosas que más me preguntan es: «Doctora, ¿la fruta es mala?», «¿La fruta engorda?».

La fruta forma parte de una nutrición saludable y equilibrada. Aporta nutrientes indispensables para las funciones de nuestras células, para apoyar al sistema inmunológico y para la salud intestinal, por su contenido en fibra; es fuente de agua, antioxidantes, minerales y vitaminas; y proporciona saciedad, aroma y sabor a nuestra vida. A menos que sufras de alguna intolerancia o alergia, no existe ningún motivo para eliminar la fruta de tu vida.

Es preferible comer la fruta entera que en zumos o en batidos. Masticarla ayuda a digerirla más lentamente, y la presencia de fibra permite que tu cuerpo absorba más despacio el azúcar natural presente en la fruta. El zumo, en cambio, solemos beberlo muy rápidamente, contiene una mayor cantidad de azúcar, que se absorbe muy deprisa, y no produce saciedad. Lo mismo ocurre con los batidos y zumos verdes que mezclan varias frutas y que tanto se han relacionado con buena salud, detoxificación y estilo de vida saludable. Que sean beneficiosos dependerá de muchos factores, como la cantidad de fruta que contengan, la frecuencia con la que los consumamos y si llevan otros ingredientes además de frutas. Si estás sana, no supone ningún problema que un día bebas un zumo verde después de entrenar. A mí me apetece de vez en cuando preparar alguno; me gustan con espinacas, jengibre, piña, apio, menta y manzana verde, por ejemplo; es un momento de disfrute, una especie de premio posentreno ocasional. Pero debo decirte que ni estarás menos saludable si nunca tomas estos batidos, ni estarás más saludable por beberlos con frecuencia. Consumir las piezas de fruta o verdura enteras, e ir variando las frutas y verduras que comemos, aporta incluso más beneficios.

Que no falten las especias y las hierbas aromáticas

Ahora vamos a buscar un elemento importante de la dieta mediterránea tradicional y que se incluye en la alimentación con patrón antiinflamatorio: especias y hierbas aromáticas. Las especias ofrecen propiedades muy interesantes, sobre todo antiinflamatorias. Tienen la ventaja de hacer las recetas más apetitosas, pues realzan el sabor de verduras, carnes, pescados y sopas. Sirven para preparar infusiones y bebidas, ayudan en el proceso de digestión y pueden presentar propiedades medicinales.

El jengibre es casi una medicina. Tiene propiedades antiinflamatorias que ayudan en distintas condiciones, desde dolores hasta problemas digestivos. Te aconsejo incluirlo con frecuencia en tus recetas e infusiones.

La canela es una de mis favoritas. Aporta un sabor y un aroma delicioso a las recetas, y ayuda a mejorar la resistencia a la insulina; también es antiinflamatoria. Puedes usarla a diario. Si la empleas con frecuencia, te aconsejo preferiblemente la canela de Ceilán.

La cúrcuma es una especia de sabor interesante que ayuda a disminuir la inflamación y el dolor, y la recomiendo con frecuencia a mujeres con dolores articulares, reglas dolorosas y alteraciones de la digestión. Puede tomarse en forma de raíz o en polvo. Debe combinarse con pimienta para que se absorba mejor. Debido a que es un pigmento natural, si la empleas en forma de raíz puede mancharte las manos. También puede tomarse en forma de suplemento.

En cuanto a las hierbas aromáticas (perejil, cilantro, romero, eneldo, menta, albahaca, tomillo), tienen propiedades muy interesantes y puedes combinarlas en tus recetas para beneficiarte de sus nutrientes. Tener tus matitas en la cocina, en el patio o en algún rincón de la casa y sacar un ramito mientras cocinas es toda una terapia de disfrute. Pienso que esas son las costumbres que debemos rescatar y mantener.

Las legumbres

Ahora nos vamos al pasillo de las legumbres. Que no falten en el menú semanal estas maravillosas fuentes de fibra, proteínas vegetales y otros fitonutrientes. Además, están riquísimas. Deberíamos consumirlas unas tres veces por semana. Según tus preferencias y tolerancias, procura incluir lentejas, garbanzos, alubias y frijoles, y combinarlos de manera versátil en ensaladas, con verduras o en otras recetas.

Las legumbres se han relacionado con un menor riesgo cardiovascular, con protección frente al cáncer de colon, menos estreñimiento y más saciedad, entre otros beneficios. Hay personas que las toleran peor, que tienen muchos gases o digestiones pesadas. Prueba a remojarlas toda la noche y cambiar el agua antes de cocinarlas para hacerlas más fáciles de digerir.

Puedes comprar los frascos de legumbres que ya vienen cocidas; son una ayuda para un día difícil o con poco tiempo. Es un recurso en el que podemos apoyarnos con tranquilidad.

Ahora vamos a por las proteínas

Las proteínas son los ladrillos con los que nuestro cuerpo construye los tejidos. Nos brindan saciedad y contribuyen a mantener la masa muscular y ósea, tan importante para la longevidad saludable, y a reparar tejidos y fabricar inmunoglobulinas, que nos ayudan a defendernos de las enfermedades infecciosas, entre otras funciones fundamentales para el buen funcionamiento de nuestro cuerpo.

El tipo de proteínas que elijas dependerá de tus preferencias: si eres omnívora, vegetariana o vegana, y si padeces alguna alergia o intolerancia. En general, los huevos son una maravillosa fuente de proteínas y nutrientes para todas las etapas de la vida de la mujer, así como los pescados y mariscos, y las carnes de ave, ternera y cerdo.

En condiciones ideales preferimos que los huevos sean ecológicos, identificados con el número 0 o 1, y las carnes, también ecológicas y alimentadas con pasto, para intentar garantizar que los animales hayan sido tratados en las mejores condiciones y que contengan omega 3. En un mundo ideal nos gustaría que los animales no tuvieran que sufrir ni vivieran en condiciones terribles. Muchas mujeres deciden pasarse al veganismo a fin de aportar su granito de arena para evitar el sufrimiento animal. Yo no soy vegana, pero tengo muchas pacientes y amigas que lo son, y me han enseñado mucho. Se puede ser incluso maratonista o triatleta siendo vegana, y bien informada y asesorada se puede llevar una excelente nutrición. Las fuentes veganas de proteínas suelen ser el tofu, las legumbres, la soja y el tempe, entre otras.

Y a por las grasas buenas

Las grasas son indispensables en una nutrición equilibrada. Las necesitamos para fabricar las hormonas. La molécula de colesterol es la materia prima de todas las hormonas sexuales: estrógenos, progesterona, testosterona. También necesitamos grasas para fabricar las membranas de las células. Por lo tanto, eliminar las grasas de la alimentación es un error. Hacia los años ochenta o noventa vivimos una aparición creciente de alimentos *light*, sin grasa; ultraprocesados que garantizaban que contenían menos calorías y que te ayudaban a bajar de peso. Puedes y debes incluir grasas en tu alimentación.

El aceite de oliva virgen extra es la grasa buena por excelencia. Constituye una fuente de polifenoles, de los que destaca el oleocantal. También son excelentes fuentes de grasas saludables los aguacates, los pescados grasos, los frutos secos y las semillas.

Las almendras, los pistachos, las avellanas, las nueces o las nueces del Brasil son ricos en minerales como potasio, calcio, hierro y magnesio. Tienen fibra, vitaminas E y B_1, y fitoesteroles. Son geniales para incorporar a los desayunos y meriendas.

Las semillas de chía, lino y calabaza contienen ácidos grasos omega 3 y 6, proteínas y vitaminas, y podemos incorporarlas a sopas, ensaladas o yogures.

También puedes consumir cereales integrales como la avena y el arroz, o pseudocereales como la quinoa, también rica en proteínas.

La harina de almendras y la de avena pueden usarse para preparar muchos desayunos y postres saludables.

LAS CLAVES DE UNA NUTRICIÓN SALUDABLE SOSTENIBLE
PARA TODA LA VIDA

Por encima de todo recomiendo que te alimentes de manera sencilla, fácil, sin complicaciones. Hacer algo para toda la vida requiere acercarse a la simplicidad, a la cotidianidad, a lo básico. Los lugares donde viven las personas más longevas del planeta, conocidos como «zonas azules», tienen en común que sus habitantes se alimentan de manera sencilla, con alimentos naturales, enteros, prácticamente sin procesar. Cocinan a diario, comparten con otros familiares y amigos el momento de la comida, y sobre todo llevan una vida menos agobiada, más simple.

En la alimentación, el secreto también está en ponernos las cosas fáciles y a nuestro alcance. Si tenemos que comer de una forma rígida, que nos impide socializar, o consumir alimentos difíciles de encontrar, costosos, en recetas poco atractivas o muy restrictivas, lo más probable es que abandonemos ese estilo de alimentación.

Queremos avanzar poco a poco y mantenernos. De nada sirve seguir una «dieta milagro» durante tres meses para luego abandonarla. No por ir más rápido tu salud mejorará antes. Es mejor el camino lento; ten paciencia y emprende los cambios desde el amor hacia ti misma, hacia tu cuerpo y hacia tu vida, que es lo más importante que tenemos.

Creo en la reeducación nutricional para toda la vida. Creo en mejorar nuestra relación con los alimentos, en entender que nos nutren, nos dan energía y son nuestro vehículo para realizar todo lo que queremos, y en que según los elijamos pueden ser una especie de medicina o la fuente de una enfermedad.

No creo en vivir pesando alimentos, midiendo porciones, contando calorías. Eso podría ser útil en una primera etapa de autoconocimiento para entender qué nos funciona y qué necesitamos realmente, pero a largo plazo es agobiante e insostenible. Si escuchamos a nuestro cuerpo y gestionamos nuestras emociones, sabremos cuándo estamos saciadas y cuándo tenemos hambre.

Creo en el equilibrio, en permitirnos celebrar un día especial sin culpa, sin sentir que estamos arruinando nuestra salud; en poder disfrutar de un viaje o unas vacaciones sin miedo a perder todos nuestros hábitos porque los tenemos tan interiorizados que podremos retomarlos sin problemas. Creo en la nutrición con conciencia, sin demonizar grupos de alimentos, respetando lo que a cada persona le funciona, le sienta mejor y le permite estar sana.

¿QUÉ COMIDA DEBEMOS LIMITAR O CONSUMIR MUY OCASIONALMENTE?

El azúcar en general. En realidad, no lo necesitamos para nada. Las consecuencias del azúcar sobre el metabolismo son tan negativas que más vale no consumirlo con frecuencia. Cuando reeducamos nuestro paladar, aprendemos a apreciar el sabor natural de los alimentos. Hace años, cuando decidí reducir el azúcar a mínimos, no me creía capaz de tomar café sin azúcar. Prefería dejar el café. Un día me animé a probarlo. La primera vez me pareció demasiado amargo, y poco a poco me acostumbré y llegué a apreciarlo. Todo es educable; todo es entrenable.

El azúcar, las harinas refinadas y los ultraprocesados se hallan entre los principales causantes de la mayoría de las enfermedades degenerativas que aceleran nuestro envejecimiento y fragilidad.

Reduciéndolos a días muy puntuales y aumentando la actividad física a mínimos ya estarás mejorando considerablemente tu salud sin hacer grandes cambios ni sacrificios. Cuando me di cuenta de lo lúcida que estaba, de la claridad de mis pensamientos, y desaparecieron mis dolores de cabeza y mis bajones a media mañana después de desayunar harinas o productos azucarados, una nueva puerta hacia el bienestar se abrió ante mí. Cuando descubras lo bien que te sientan los alimentos que aumentan tu energía, que te aportan nutrientes, que favorecen tu equilibrio, te sacian y te permiten funcionar de manera óptima, aumentarán tus ganas de seguir alimentándote bien y se te irán quitando las ganas de comer aquello que no te aporta nada.

Las harinas refinadas y el azúcar se absorben muy rápidamente en el intestino, pasan a la sangre y provocan una respuesta exagerada por parte del páncreas. Eso lo agota poco a poco. Además, contribuyen al aumento de grasa abdominal, que nos hace más resistentes a la insulina. El páncreas tiene que trabajar más en respuesta a estos cambios, lo que aumenta el riesgo de diabetes. A su vez, esos picos de glicemia e insulina causados por excesos de azúcar y harinas producen inflamación de bajo grado, que supone el origen de muchas enfermedades. Un cuerpo inflamado es un cuerpo en llamas.

En el intestino, este tipo de comida provoca una alteración de la microbiota llamada disbiosis, que a su vez constituye el origen de muchas enfermedades físicas y mentales. Con el tiempo, todo empieza a sentarnos mal y sufrimos digestiones pesadas y enfermedades autoinmunes, ya que en el intestino está el 70 % de nuestro sistema inmunitario. Al inflamarse, se vuelve permeable y se altera la barrera que impide que ciertas toxinas, bacterias e incluso alimentos pasen a la sangre. Volvemos loco al ejército que nos protege contra la mayoría de las bacterias, virus, hongos y células tumorales. Este es, sin duda, el origen de muchos de los problemas que nos roban calidad de vida. Está claro que no merece la pena descuidar la alimentación. Es evidente que, si queremos construir una salud integral a largo plazo, hay que prestar atención a lo que comemos, sin caer en obsesiones ni prohibiciones, pero siendo conscientes del gran impacto que tendrá en nuestra salud futura.

El alcohol está tan socialmente aceptado que es una constante en la mayoría de las celebraciones, los eventos, las ocasiones especiales, las comidas cotidianas, las vacaciones y también en los malos momentos. Hemos llegado a considerarlo algo inocuo, pero la realidad es que el alcohol es un tóxico y aumenta el riesgo de numerosos problemas de salud. No hay dosis segura.

DISFRUTAR DE LA COCINA MEJORA LA SALUD INTEGRAL

Comemos una media de dos a tres veces al día. En mi opinión, cocinar no debería ser opcional; debería formar parte de nuestros hábitos saludables. Apuntarse a cursos de cocina saludable o aprender recetas nuevas y variadas puede ser divertido, mejora nuestra relación con los alimentos y forma parte de nuestro autocuidado.

Es cierto que solemos disponer de poco tiempo y muchas cosas que hacer. Con la vida que llevamos, tan llena de tareas y obligaciones, mucha gente opta por lo fácil y rápido: come cualquier cosa, como comida precocinada, o llama a un servicio de entrega a domicilio cuando está muy cansada o no se le ocurre qué cocinar; también por aburrimiento, por variar, buscando placer a través de la comida. Es que la comida también es fuente de placer.

Si aprendemos a disfrutar del arte del cocinar, encontraremos placer en la preparación de los alimentos. Hay muchas formas de pasar un rato agradable mientras cocinamos: escuchar música de nuestro agrado, escuchar un pódcast, conversar con nuestra pareja mientras cocinamos y disfrutamos del momento, o convertirlo en un instante de atención plena, en una especie de meditación donde expresamos gratitud hacia los alimentos que vamos a degustar y disfrutamos con el olor, el color, la preparación de la receta y finalmente el resultado.

Cocinar mientras se disfruta en compañía o a solas de los aromas, colores y sabores de los alimentos, con el sonido de la música de fondo, un audiolibro o un pódcast que nos alimente el alma, es todo un ritual de bienestar.

La digestión empieza con la preparación de los alimentos. Todos esos estímulos visuales y olfativos comienzan a activar la salivación; la producción de enzimas digestivas nos relaja y nos pone en el estado adecuado para saborear los alimentos y absorber sus nutrientes.

Necesitamos comer con tranquilidad, al menos durante veinte minutos; masticar varias veces cada bocado; y evitar las prisas, el estrés y las pantallas. Lo ideal sería mantener una buena conversación con amigos o familia, y hacer de la comida un momento de calidad. No siempre se puede, pero cada vez que tengamos la oportunidad debemos intentar comer con atención plena, lo que llaman el *mindful eating*.

Cocinar para varios días o *batch cooking*

Muchas de mis pacientes me explican que comen peor cuando no se organizan. Les falta tiempo para planificar qué van a comer y dejar algunas recetas sencillas listas para la semana, en especial para los días con más trabajo.

Dedicar un par de horas durante el fin de semana a planificar y preparar los menús es una forma de asegurarnos que comeremos de forma saludable. Es cierto que el fin de semana es corto. Ya vamos con bastantes tareas como para además tener que destinar horas a cocinar. Sin embargo, podemos verlo como una inversión en tiempo de calidad durante la semana. Yo suelo dedicar casi una hora diaria a hacer la cena, por ejemplo. Si la dejara lista el fin de semana, dispondría de una hora para jugar con mis hijos, leer o acompañarlos a hacer los deberes, en mi caso.

Por otro lado, la ventaja principal es que ahorrarás esa energía que tendrías que invertir cada día en pensar qué comer. Automatizarás un hábito importante para tu salud, y a tu favor, porque habrás organizado comidas que te aportarán los nutrientes necesarios. Cuando tenemos que pensar y decidir qué comer, solemos decantarnos por la opción más fácil y rápida, y en esos momentos hay más posibilidades de que escojamos esos productos que no nos convienen tanto.

Somos lo que comemos porque es lo que damos de comer a nuestra microbiota intestinal.

ACCIÓN PRÁCTICA

✓ Planifica los menús de la semana y haz la lista de la compra en función de estas recetas para que no te falte nada. De ser posible, dedica un día a cocinar varias recetas; así no tendrás excusas: tocará lo que toque.

✓ Combina variedad de sabores. Aprende nuevas recetas para tener variedad y no aburrirte. Yo suelo buscar libros de recetas.

✓ Intenta que haya varios colores en el plato.

✓ Incluye verduras de temporada, frutas, semillas y frutos secos.

✓ Si un día estás tan cansada que no has podido planificarte, has comido lo que sabes que no te ayuda y has abandonado todos tus hábitos…, perdónate, nos ha pasado a todas. No te trates mal y retoma tu nutrición saludable como si nada hubiera pasado.

✓ El camino es largo, es para toda la vida; no tengas prisa en lograr tus objetivos. Respira, disfruta del viaje, sigue aprendiendo y date las gracias por haber llegado hasta aquí.

3

Sueño y descanso

El caso de Alba

Alba fue a la consulta porque le preocupaban algunos cambios en su cuerpo y en su mente. Se sentía irritable casi todo el día, y discutía muy a menudo con su pareja y con sus amigas y compañeras de trabajo; sabía que algo estaba cambiando. Solía ser muy disciplinada con su alimentación, llevaba comida de casa al trabajo y organizaba los menús, pero últimamente no tenía ganas. Terminaba comiendo cualquier cosa cerca de su despacho. Tenía digestiones más pesadas y la energía más baja. Lo que más le preocupaba era que padecía episodios frecuentes de candidiasis y muchas molestias digestivas.

Todo había comenzado un año atrás, cuando le asignaron un proyecto muy importante para ella. Comenzó a trabajar más tiempo del habitual, incluso por la noche. Terminaba con tantos estímulos que no lograba descansar y se ponía a ver series en la televisión mientras se tomaba una o dos copas de vino para relajarse. Se quedaba dormida en el sofá, a veces en una mala postura. Se despertaba con dolor de cuello alrededor de las tres de la madrugada y se iba a su habitación. A menudo tenía despertares nocturnos y no conseguía volver a conciliar el sueño. Una amiga le aconsejó pastillas para dormir. «Cuando me las tomaba amanecía con resaca —me contó Alba—. Siento que no valgo para nada cuando duermo mal. Me ha cambiado todo, mis rutinas y mi energía. No sé cómo volver a ser la de antes; me está costando enormemente retomar mis antiguos hábitos. Y con lo que ya no sé qué hacer es con las cándidas, doctora. Me compro el óvulo en la farmacia y me mejora unos días, pero al cabo de un tiempo vuelven las molestias. Necesito ayuda para curar este problema de raíz».

Con mucha frecuencia veo casos como el de Alba. Reflexionar sobre situaciones como la suya, verme en ese espejo, fue uno de los chispazos que me llevaron a profundizar y sumergirme en esas raíces que tanto necesitamos encontrar para sanar nuestras dolencias y vivir una vida hermosa.

En el caso de Alba se juntaron varios problemas. Todo empezó con un exceso de estrés laboral y de responsabilidades, y una falta de límites. Comenzó a trabajar horas extra, a saltarse sus rutinas saludables y a perder ese orden que había conseguido en su vida. El exceso de estímulos y pantallas, la mala alimentación y la falta de movimiento la llevaron a sufrir un trastorno del sueño.

Necesitamos dormir una media de siete a ocho horas cada noche para que nuestro cuerpo pueda cumplir sus funciones con normalidad.

El sueño es uno de los hábitos madre para una salud estrella. Dormir es tan importante como comer. No viviríamos más de doce días sin dormir. Hay personas que sufren de una terrible y rara enfermedad llamada «insomnio fatal familiar» y que en un determinado momento de su vida duermen cada vez menos hasta que ya no pueden dormir y mueren. Esta es la demostración de que no podemos vivir sin dormir. Es tan importante para la salud que necesitamos pasar casi un tercio de nuestra vida durmiendo. Sin embargo, el mensaje que recibimos es que descansar es perder el tiempo. Cuando queremos estar más productivas, avanzar en algún área, abarcar más cosas de las que nos permite el tiempo del que disponemos, robamos horas al sueño.

Me he machacado muchas veces por no haber sido capaz de despertarme a una hora determinada para cumplir con mis rutinas. Me he sentido mal por no lograrlo. Después de dar mil vueltas a las soluciones, sacar la alarma de la habitación y ponerla lejos, y repetirme mil veces que en esa ocasión pensaba despertar a la primera, finalmente llegué a la conclusión más obvia de todas y que tanto nos cuesta aceptar: debía aprender a acostarme más temprano. Necesito dormir ocho horas al día. Esa es mi dosis óptima de sueño, no hay fórmulas mágicas.

¿Qué pasó con Alba? Se dio cuenta de la raíz de sus problemas de salud. Asumió la responsabilidad de retomar sus rutinas previas. Limpió su agenda de todo lo que no era imprescindible y logró mejorar sus horarios. Creó una rutina de final del día que la ayudó a acostumbrarse a apagar las pantallas, cenar temprano, crear un ambiente propicio para el descanso y recuperar su sueño. Ahora duerme entre siete y ocho horas, está mejorando su nutrición y de nuevo practica ejercicio. Se siente con más energía y por fin ha logrado librarse de las candidiasis. Cuando volvieron el orden y la calma a su vida, se marcharon las cándidas y el estrés. La vida es mucho más disfrutable cuando descansamos lo suficiente.

Es más importante ponerse el despertador
para acostarse que para levantarse.

Dr. JAVIER DOLS JUSTE

Para demostrar lo poderosa que es esta recomendación
que acabo de citar, traeré aquí una conversación que tuve con
una gran amiga. Me contaba que para ella el gran reto era
acostarse a la hora que necesitaba para dormir siete horas. De
este paso que parece tan sencillo dependía que pudiera cumplir la mayoría de los hábitos que le brindaban salud, bienestar y buen humor: entrenar temprano; leer un poco mientras
tomaba su infusión de la mañana; salir a tiempo de casa, con
calma, sin agobiar a su hija para que se vistiera y desayunara
rápido, y sin discusiones con su marido por el estrés de las
prisas a primera hora.

Me explicaba: «Es que no sé qué me pasa por la noche.
Termino de hacerlo todo, recogemos juntos la mesa, leo un
cuento a la niña, la acompaño a dormir, veo una serie con mi
marido y luego lo preparo todo para el día siguiente. En ese
momento debería acostarme; sin embargo, no sé por qué,
sigo dando vueltas por la casa y hago cosas que no son tan
importantes como dormir. Sin darme cuenta va pasando el
tiempo y termino perdiendo una o dos horas de sueño cada
noche. El resultado es que al día siguiente ya no puedo le-
vantarme temprano para entrenar; me despierto en el último minuto porque estoy cansada. Luego me siento mal. Me
siento como una tonta porque sé lo que tengo que hacer, pero
no lo cumplo».

Esta situación es muy familiar para muchas de nosotras:
seguramente te habrá sucedido alguna noche; quizá te sigue

sucediendo. Es un círculo que necesitamos romper porque encierra el origen de nuestra dificultad para mantener muchos de los hábitos que mejorarían nuestra salud considerablemente. En mi opinión, la razón de ser de todas esas vueltas que damos es la sensación de que aún nos quedan muchas cosas pendientes, de que deberíamos hacer más. «¿Cómo me voy a ir a dormir con todo lo que tengo que resolver, con toda la larga lista de asuntos pendientes? ¿Cómo voy a perder el tiempo durmiendo con lo corta que es la vida, con lo rápido que pasa el tiempo y con todo lo que quiero seguir viviendo?».

Es como una voz interior que aunque estemos cansadas nos pide más. «Todo lo que me falta; no me da la vida; hay que seguir haciendo, haciendo y haciendo. Tengo que lograr, alcanzar, tener Ya descansaré cuando me muera». Se trata de ir cambiando esa creencia con paciencia, entender que ya somos suficiente, que estamos a salvo, que no somos más por hacer más, que no somos mejores por hacer más, que dormir suficiente es buenísimo para la salud. Dormir entre siete y ocho horas nos permitirá funcionar mejor y vivir más sanas, plenas y fuertes. Tu yo saludable del futuro duerme entre siete y ocho horas con la certeza de que está regalándose años de vida, previniendo enfermedades físicas y mentales, y de que este hábito madre le permitirá cumplir con todos los demás.

Durante el sueño, nuestro cerebro sigue trabajando y desempeñando funciones fundamentales para la salud. Tenemos un sistema que se encarga de limpiar los desechos que se producen durante el día. Dormir bien nos ayuda a ser más disciplinados, a mantener los hábitos saludables que queremos adquirir. Si dormimos bien, nuestro humor estará más estable, podremos concentrarnos mejor en las tareas que necesitamos ejecutar y seremos más eficientes.

Dormir poco o mal altera la atención, la concentración, la memoria, la capacidad de resolver problemas cotidianos; todas las habilidades cognitivas. Cuando nos privamos de sueño funcionamos de la forma más primitiva, estamos en «modo supervivencia»; por eso nos cuesta mucho más gestionar las emociones. Reaccionamos más, saltamos más a la mínima, todo se nos hace una montaña, los problemas se ven más grandes y difíciles de resolver.

Por otra parte, dormir poco afecta al funcionamiento del sistema inmunológico; por eso Alba tenía candidiasis de repetición. Sus defensas estaban bajas. Para la salud integral es indispensable que el sistema inmunitario funcione de manera óptima, ya que estamos expuestas a la presencia diaria de bacterias, virus, hongos, amenazas, incluso células defectuosas que nuestros «soldados» deben eliminar para que no se produzca una enfermedad. Uno de los pilares de un sistema inmunológico sano es el descanso. Dormir correctamente nos ayuda a prevenir enfermedades.

Además, la falta de sueño mantiene elevados nuestros niveles de cortisol, lo cual nos inflama. También afecta a nuestra microbiota intestinal y a su vez a la microbiota vaginal. Se altera todo nuestro equilibrio y estamos más frágiles. Cuando tenía que salir de madrugada a atender un parto, con frecuencia enfermaba un par de días después. Entre la falta de sueño y el estrés que representaba para mí, era frecuente que mi sistema inmunológico se resintiera. Priorizar el descanso, mi salud en general y el bienestar de mi familia me llevó a tomar decisiones difíciles para poder cumplir con el descanso, predicar con el ejemplo y priorizar mi bienestar futuro.

La falta de sueño tiene un impacto enorme sobre la salud física y mental. Además, acelera el envejecimiento. Está claro que dormir es una de las mejores herramientas para la longevidad saludable. Sabemos que la falta de sueño puede aumentar el riesgo de enfermedades cardiovasculares, diabetes y obesidad, cáncer, hipertensión arterial, problemas de fertilidad, ansiedad, depresión, enfermedades autoinmunes, alteraciones hormonales, enfermedades degenerativas y alzhéimer, entre otras. Asimismo, dificulta que nos recuperemos de una lesión o enfermedad.

Por otra parte, las mujeres podemos tener alteraciones del sueño asociadas a las distintas etapas hormonales de nuestra vida, ya que nuestro cerebro es muy sensible a los cambios hormonales, que pueden influir en el balance de los neurotransmisores. Por ejemplo, durante el embarazo podemos experimentar insomnio. Nos despertamos con mayor facilidad. Yo les digo a mis pacientes que es como una especie de preparación de la naturaleza para que nos acostumbremos a los despertares nocturnos de los primeros meses de la maternidad. También tenemos mucho sueño durante el día por la cantidad de progesterona que producimos, que nos relaja y nos calma. Nos dormimos por todos lados y se nos olvidan algunas cosas.

Cuando estamos en la transición a la menopausia, y después, es más frecuente que tengamos insomnio. De hecho, es uno de los problemas más habituales y nos roba calidad de vida. Además, nos predispone a muchas enfermedades. El insomnio en la menopausia y el climaterio tiene relación con la disminución de hormonas (sobre todo estrógenos y progesterona), que afecta al equilibrio de los neurotransmisores. La progesterona natural tiene una función sedante por su papel sobre el neurotransmisor gamma-aminobutírico (GABA). La mayoría de mis pacientes que tienen indicada la terapia hormonal me explican que su sueño mejoró considerablemente al equilibrar las hormonas. Siempre explico que el estilo de vida es la base innegociable para mejorar los trastornos de sueño.

Casi la mitad de las mujeres experimentamos problemas de sueño a partir de la menopausia, según datos de la Asociación Española para el Estudio de la Menopausia (AEEM). Es un problema mayor, sobre todo porque está silenciado y normalizado. Muchas mujeres se resignan a dormir poco y mal. No saben qué hacer para solucionarlo. Muchas veces acaban tomando un medicamento de por vida para poder conciliar el sueño. Esto no soluciona la causa de raíz; es solo un paliativo. Trabajando con paciencia todas las puntas de la estrella de la salud —de la mano de tu ginecólogo si hay un desbalance hormonal, y en ocasiones de un experto en sueño, psicólogo o nutricionista—, se puede conseguir una solución de raíz.

¿Cómo aprendemos a dormir mejor?

> Cómo vivimos nuestro día influye en cómo dormimos por la noche.
>
> Dra. Nuria Roure

Si duermes poco o mal, muchas veces la solución empieza por priorizar el descanso como parte importante de la salud. Puedes comenzar a implementar sencillas rutinas de descanso y cumplirlas a diario. Recuerda que los hábitos se crean con la repetición hasta que logramos llevarlos a cabo de manera automática, sin mucho esfuerzo.

Hay personas que tienen trastornos de sueño desde hace mucho tiempo e incluso toman medicación para dormir. Si la punta de la estrella de la salud que te falla es el sueño, te recomiendo priorizar este cambio por encima de cualquier otro.

Cuando comiences a dormir bien nuevamente te será mucho más sencillo incorporar otras rutinas saludables, como el ejercicio físico, la alimentación saludable, meditar o mejorar tus relaciones.

Mantenernos activas la mayor parte del día, realizar ejercicio físico, andar de 10.000 a 13.000 pasos mínimos diarios, levantarnos de la silla con frecuencia, subir escaleras: todo esto favorece un mejor descanso. Todo lo que hagas desde que te despiertas hasta que te acuestas influirá en la calidad de tu sueño. La alimentación también puede favorecerlo o dificultarlo. Necesitamos incluir a diario ciertos nutrientes como vitaminas del grupo B y alimentos ricos en triptófano. Gracias a este aminoácido esencial podemos fabricar serotonina y melatonina, dos sustancias imprescindibles para un buen descanso. Para producir melatonina hace falta oscuridad. Esta es la señal que precisa nuestra glándula pineal para fabricar melatonina y favorecer el descanso.

Una buena parte de la serotonina se fabrica en el intestino. Eso requiere una microbiota sana e incluir en nuestra alimentación nutrientes como las vitaminas B_6, C y D. Algunos alimentos ricos en triptófano son carnes blancas como pollo o pavo, huevos, lácteos, legumbres, cereales integrales, frutos secos, semillas, plátano, aguacate, cerezas o ciruelas. También necesitamos otros nutrientes, como glutamina, que es un aminoácido que ayuda a sintetizar los ácidos GABA, que, como te he explicado, tienen que ver con la relajación. Todos estos nutrientes se pueden obtener en un estilo de alimentación como el que he descrito en el capítulo dedicado a la nutrición. La vitamina D proviene en un 90 % de la exposición al sol, y muchas veces necesitamos suplementarla porque tenemos déficit.

Por último, es fundamental reducir azúcares, harinas refinadas, ultraprocesados y alcohol para favorecer un mejor descanso, ya que su consumo también puede alterarlo.

La calidad del descanso depende de todos los elementos de la estrella de la salud. Cómo dormimos parece ser el reflejo de nuestro estilo de vida, y necesitamos modificarlo positivamente para mejorar el descanso.

Crea una rutina para cerrar el día

Para acostumbrarnos a conciliar el sueño más temprano, debemos reeducar al cerebro para que cree esos nuevos circuitos. Si estamos acostumbradas a postergar el sueño hasta muy tarde, necesitaremos modificar ese hábito. Una vez más, nos ayudará la repetición, pensar en la recompensa, no complicarnos y transformarnos en la mujer que ya duerme temprano, la persona que da importancia al descanso porque sabe que mejorará su vida en todos los sentidos.

En el estilo de vida que llevamos, todas creemos que necesitamos hacer siempre cosas para progresar, para avanzar, para aprovechar de verdad la vida, para valer. Hemos llegado a asociar descanso con perder el tiempo, con ser menos productivas, con agobio por tener que pausar nuestra larga e interminable lista de tareas pendientes. Dentro de nuestros límites innegociables, deberíamos fijar una hora para irnos a la cama, al menos para la mayoría de los días. Ya sabes que no pasa nada por tener un día especial; lo que crea el resultado es lo que hacemos de manera habitual.

Necesitamos crear una antesala, un escenario que vaya transportándonos al estado de calma que favorece el descanso y la relajación. No podemos pasar de mil revoluciones a cero. Desconectaremos poco a poco de las pantallas, de las luces altas, de los estímulos por todos lados, de los estresores, para que nuestro sistema nervioso central entre en modo relajación.

Lo ideal sería desconectar del móvil y otras pantallas. A esas horas estamos más cansadas y cualquier cosa que leamos puede causarnos más estrés y hacernos entrar en ese bucle que suele crear nuestra mente y que nos dificulta conciliar el sueño. Sé por experiencia que soltar el móvil por la noche es bastante difícil. Una reflexión que me ayuda es la siguiente: «¿Hay algo tan urgente que debas contestar a esta hora? Si ocurre algún problema, ¿podrás cambiar algo desde aquí?». Sacar el móvil de la habitación, ponerlo en modo avión y utilizar aplicaciones que bloqueen otras aplicaciones que quieres dejar de utilizar a esa hora, sobre todo las redes sociales, son algunas opciones que funcionan.

En una ocasión hice una encuesta en mi cuenta de Instagram acerca de qué era lo primero que hacíamos al despertar y lo último al dormir, y la mayoría de las personas respondieron que veían el móvil. Esto nos permite entender una vez más el poder de los hábitos sobre nuestra salud. Hace tan solo unos años no disponíamos de teléfonos inteligentes; por lo tanto, es una costumbre que hemos ido incorporando hace poco. Así como un día la incorporamos, podemos sustituirla cuando lo decidamos; habrá que trabajar en ello, eso sí.

Te cuento algo que te ayudará a reflexionar sobre este punto: uno de los aspectos que transformó positivamente mi vida y me ha ayudado a transformar la de muchas mujeres fue **crear un pequeño ritual para despedir el día**. Me ayuda a pasar de la actividad a la calma. Es la antesala de un buen descanso. A medida que te acostumbres notarás que te resulta cada vez más automático.

- Baja la intensidad de las luces.

- Pon música relajante de tu agrado, algún difusor con aceite esencial de lavanda o algún aroma que te guste.

- Date un baño tibio, ponte crema hidratante o algún aceite: un ritual muy sencillo que disfrutes.

- Tómate una infusión de manzanilla o valeriana. Por un lado, te ayudará a entrar en ese modo relajación y, por el otro, será una especie de señal para tu cerebro de que es hora de irse a descansar.

- Prima el minimalismo en tu habitación: mantenla ordenada, sencilla y con pocos objetos decorativos. El orden y el minimalismo invitan a la calma. De hecho, ordenar tu casa, tu escritorio y tu habitación puede ser una forma muy beneficiosa de comenzar a mejorar tu estilo de vida.

- Dormir en un ambiente fresco ayuda al cuerpo a relajarse; la temperatura ideal ronda los 20 °C. Por eso en verano cuesta tanto dormir, en especial si estás viviendo la transición a la menopausia o el climaterio y presentas sofocos.

LO ÚLTIMO QUE HACES CADA NOCHE ES IMPORTANTE PARA TU SALUD INTEGRAL

Puedes hacer unas respiraciones profundas, una breve meditación, recordar el día que has tenido, agradecer tres pequeñas cosas buenas que hayas vivido, escribir alguna reflexión, llevar un diario de gratitud o un diario de salud integral, rezar alguna oración, recitar un mantra; aquello en lo que creas y te transmita calma y bienestar, amor, gratitud, serenidad, sosiego, paz.

La idea es despedir el día que está terminando con emociones que te inviten a relajarte. No tiene ningún sentido que a esta hora empieces a preocuparte por asuntos que quedaron pendientes, por tareas que hay que hacer mañana, por algo que te dijeron, por un mensaje que te escribieron y se te olvidó contestar, por una discusión que tuviste, porque lograrás mucho mejor resultado si te ocupas de ello al día siguiente, cuando hayas descansado. Además, verás las cosas con mayor claridad, tendrás más capacidad de resolución y estarás más dispuesta a buscar soluciones después de una noche de sueño reparador.

En cuanto a suplementación de los hábitos saludables, hay muchos estudios sobre melatonina y descanso nocturno. La melatonina puede ser beneficiosa siempre que se acompañe de todos los demás cambios que deben emprenderse para recuperar el sueño. Además de melatonina, utilizamos otros suplementos a base de triptófano, GABA, vitaminas del grupo B, valeriana o pasiflora, entre los más frecuentes.

Cuando dormimos bien, la vida se ve de otro color; somos nuestro yo más dispuesto a afrontar todo lo que nos sucede y a disfrutar de cada pequeño regalo que nos brinda la vida; somos más amables, sonreímos, estamos más presentes.

ACCIÓN PRÁCTICA

Cuando des tu paseo por el parque o por algún lugar que te guste, dedica unos minutos a pensar cómo estás durmiendo, cómo es tu habitación, si invita al descanso, cuáles son las últimas cosas que haces cada día. Escribe en tu cuaderno de la estrella de la salud qué pequeñas acciones te ayudarían a dormir mejor.

Si tienes problemas para dormir, padeces insomnio crónico, tomas algún fármaco para dormir, te despiertas a medianoche o no logras conciliar el sueño, prioriza pedir una cita con un especialista del sueño o apuntarte a un programa para aprender a dormir. Es uno de los mejores regalos que puedes hacerte en la vida; verás como todo irá mejorando cuando comiences a trabajarlo con paciencia.

Recuerda prestar atención a los últimos pensamientos del día: nunca te acuestes enfadada con alguien, practica el perdonar a esa persona, evoca una imagen mental de algo que te inspire mucho amor, serenidad y paz, y cierra los ojos.

Que tengas un buen descanso.

Relaciones interpersonales y gestión de las emociones

El caso de Andrea

Te contaré cómo Andrea comenzó a escuchar su cuerpo y cómo podrás conseguirlo tú también. Andrea acudió a mi consulta porque tenía reglas dolorosas, caída de pelo, cansancio, irritabilidad y, lo que más le preocupaba, comenzaba a tener insomnio. A pesar de lo cansada que estaba, le costaba mucho dormir, detener el ruido continuo de su mente. Solía irse a la cama con el ordenador y el móvil cerca para tratar de adelantar asuntos pendientes.

Andrea es una mujer con una formación académica impresionante, habla tres idiomas, ha cursado varios másteres y siempre está invirtiendo en cursos de formación para actualizarse. Trabaja como gerente de una compañía en el área de marketing, un empleo que le apasiona. En ese momento llevaba tres años en el cargo, y hacia la mitad había empezado a descuidar su salud física y mental. Recuerda que siempre van juntas: no puede haber una sin la otra; somos un todo.

Unos años atrás, Andrea solía ir al gimnasio. Recordaba que le gustaba mucho hacer CrossFit y yoga. Esa combinación la llenaba de vitalidad y buen humor. Por la mañana daba un paseo cerca de casa por un espacio natural lleno de árboles. Tenía buenos amigos a los que veía poquísimo, y apenas le quedaba tiempo para llamar a su familia, que estaba en otro país, por lo que se reunía con ellos con menos frecuencia de la que le gustaría. A menudo se sentía sola.

Su estilo de vida apenas le dejaba tiempo para compartir experiencias con sus amigos, encontrar pareja, practicar sus antiguos hobbies, ir al gimnasio o simplemente dar un paseo sin estar pensando en atender las llamadas de teléfono de sus clientes. Últimamente se sentía tan cansada que le costaba tomar decisiones cotidianas y tenía menos claridad mental. Amanecía con una especie de resaca y sin ganas de nada. A punta de cafés salía de casa escuchando noticias y pensando en todo el trabajo que tenía pendiente. Sabía que necesitaba recuperar sus hábitos de antes. Todo quedaba en una frase: «Ya lo haré; ahora no tengo tiempo».

El cuerpo y la mente de Andrea le enviaban mensajes claros. Ella ya se había leído varios libros sobre estilo de vida saludable y autoayuda, pues amaba la lectura. También solía escuchar pódcast que la invitaban a reflexionar; sin embargo, cada día era igual al anterior porque no terminaba de pasar a la acción. No llevaba a la práctica nada de lo aprendido. En realidad, no tenía ni idea de por dónde empezar.

Estaba a punto de caer en un síndrome de *burnout*. Esto es, en pocas palabras, agotamiento por excesivo trabajo: se había transformado en una adicta a su profesión. Trabajaba unas catorce horas al día. Con frecuencia trasnochaba hasta la 1.00 o las 2.00 viendo pantallas, respondiendo correos y mensajes. Su escaso tiempo libre lo invertía en las redes sociales o chateando con amigos.

Se sentía triste, con poca energía, sin ilusión. Había ganado peso, pero lo más importante era que en esos años había acumulado grasa abdominal y había perdido fuerza muscular. La sola idea de volver a apuntarse al gimnasio le daba pereza. No tenía ganas de sentarse a meditar porque no encontraba la manera de calmar la mente. Necesitaba recuperar sus rutinas, sus hábitos, retomar sus relaciones personales, empezar a salir a conocer gente nueva, buscar hobbies apasionantes. Hacer terapia. Encontrar su «para qué».

La crisis vital de Andrea tenía que ver con la calidad de sus relaciones interpersonales y su espiritualidad. En muchos casos, la falta de rutinas saludables puede deberse al desconocimiento, pero en su caso era la soledad la que la estaba enfermando poco a poco. Su soledad no era elegida, y Andrea rellenaba ese tiempo libre con un trabajo que la estimulaba. El mayor anhelo en su vida era pasar más tiempo con su familia y encontrar una pareja con quien formar su propia familia y tener hijos, eso lo tenía muy claro. Necesitaba recuperar sus rutinas para redirigir sus hábitos hacia una vida que la acercara a ese «para qué».

En su mundo emocional había algunas heridas profundas que trabajar, relaciones complicadas y una creencia limitante de «no soy suficiente» que solemos tener muchas mujeres. Eso nos lleva a hacer hacer hacer hacer mucho porque creemos que tenemos que demostrar a los demás que valemos.

Los seres humanos necesitamos relaciones interpersonales de calidad: sentirnos amados, valiosos, útiles para otros seres. De la calidad de nuestras relaciones depende parte de nuestra salud integral. Muchas veces, sin saberlo, la calidad de nuestras relaciones es la que nos enferma. Nuestro cuerpo lo somatiza todo, lo expresa en forma de síntomas. Es por eso por lo que la salud integral incluye relaciones de buena calidad.

De hecho, se ha observado que todas las zonas azules del planeta tienen en común ser poblaciones cuyos habitantes mantienen lazos estrechos, cooperan entre sí, comparten tradiciones, rituales, conversaciones y tareas cotidianas. Sin duda alguna somos seres sociales. Nos necesitamos unos a otros. Siempre digo que nadie se hace solo. Para que yo haya llegado hasta aquí tuve que recibir cuidados desde el primer día de mi nacimiento; no solo nutrición, sino también amor, miradas de mi madre y de mi padre, de mis tías, de mis seres queridos. Han tenido que enseñarnos desde el lenguaje con el cual nos comunicamos hasta los valores que nos definen. Hemos evolucionado gracias a nuestra capacidad de interactuar y cooperar unos con otros como tribus. La soledad nos afecta mucho. Para nuestros ancestros, quedarse solo podía significar morir, por eso nuestra mente asocia la soledad y el aislamiento con peligro. Eso también nos estresa y nos inflama. Necesitamos compartir tiempo de calidad, no solo por medio de pantallas sino también de contacto físico, abrazos, caricias, besos, miradas compasivas y amor. Ese contacto aumenta la oxitocina, baja el cortisol y calma el sistema nervioso. Es como si este recibiera el mensaje «Estás a salvo»; por eso un abrazo es tan curativo cuando lo necesitamos.

Andrea estaba inflamada. Tenía los niveles de cortisol permanentemente altos, las hormonas alteradas y el intestino permeable; la tiroides le funcionaba mal, y no lograba descansar bien. Comenzamos a trabajar buscando un motivo de peso que la ayudara a salir de ese ciclo y descubrir su yo más saludable del futuro. Lo primero que le dije fue que tuviera paciencia, que abandonara la inmediatez y ajustara las expectativas. Que empezara los cambios desde el amor hacia su cuerpo, desde la compasión y no desde la culpa, asumiendo la responsabilidad de su salud y reeducando sus hábitos para mantenerlos de por vida.

Así comenzó a trabajar con una psicóloga experta en límites que la ayudó a aprender a decir «no» de forma asertiva cuando le pedían que trabajara horas extra o que hiciera más tareas de las que le correspondían. Reorganizó su agenda y priorizó el tiempo para volver a entrenar. Recuperó su paseo a primera hora del día. Este cambio, sumado a la terapia y las recomendaciones de su psicóloga, marcó una gran diferencia en su estado de ánimo.

Decidió silenciar las notificaciones de las redes sociales y el correo, así como dejar de mirar constantemente el móvil. Puso horarios para estas tareas e instaló aplicaciones que bloqueaban su uso al llegar al tiempo establecido. Los dispositivos electrónicos, las redes sociales y la cantidad de estímulos a los que estamos sometidas son adictivos porque nos producen liberación de dopamina. Esto, en exceso, puede alterar la bioquímica del cerebro. A veces no somos conscientes; nuestro lado más primitivo nos pide ver el móvil continuamente. Sin darnos cuenta, nos perdemos todo lo hermoso que sucede a nuestro alrededor, e incluso llegamos a sufrir alteraciones del sueño.

Esto no quiere decir que las redes sociales o el uso de la tecnología sean «malos». No podemos aislarnos de los avances ni de los cambios. Simplemente debemos aprovechar las ventajas que nos brindan, como comunicarnos con nuestra familia, amigos y clientes de manera sencilla, resolver problemas o acceder a la información que necesitamos acerca de un tema determinado. En mi opinión, podemos beneficiarnos de las redes sociales cuando les damos un uso específico, sensato y limitado, sin que interfieran con nuestro trabajo, nuestras relaciones ni nuestro descanso. Cuando aportan valor a nuestra vida.

Por ejemplo: miro el móvil en los horarios que yo decido, entro en mi correo y respondo los mensajes en el momento que yo dispongo, utilizo mi cuenta de Instagram dos veces al día durante el tiempo que elijo y lo hago para aprender información sobre la salud, responder dudas de mis pacientes, publicar contenido de valor, reírme un rato con publicaciones divertidas, inspirarme con personas que comparten mis intereses, etc.

Si en algún momento sientes que el uso de estas redes te produce tristeza o te lleva continuamente a compararte y a sentirte mal, te invito a analizar las causas y a plantearte dejar de seguir algunas cuentas que te produzcan esos efectos. Desconectarnos de las pantallas cada cierto tiempo puede ayudar a regular el sistema nervioso central si nos sentimos irritables, reactivas, nos cuesta descansar o estamos apáticas o con poca energía o motivación. Puedes probar a poner el móvil en silencio o en modo avión durante las horas en las que estás trabajando, descansando o necesitas mayor concentración.

Tengo una amiga que trabaja muchas horas en las redes y cuyas consultas son online. Me contó que los fines de semana va a dar un paseo por una montaña cercana a su casa donde no tiene señal de móvil. De esta manera se obliga a desconectar del trabajo, porque le gusta mucho lo que hace. Eso mismo le pasaba a Andrea, que su trabajo le gustaba mucho y le costaba poner límites. Afortunadamente, con paciencia aprendió. Ahora respeta sus horarios de trabajo, sus días de entrenamiento, las rutinas saludables que ha ido creando; sobre todo, el descanso nocturno y la desconexión digital. Ya no vive para trabajar; disfruta de su trabajo en conjunto con otras áreas de su vida. Al mejorar su salud, mejoró también su desempeño en los proyectos de la empresa.

Conoció a un grupo de personas que entrenaban cerca de su casa. Quedar con ellas la ayuda a comprometerse. Está más animada y tiene más energía e ilusiones. También la ayudó mucho apuntarse a un programa de reducción de estrés basado en *mindfulness* (MBSR) que le recomendó su psicóloga.

Al principio se ponía muy nerviosa mientras intentaba meditar. Con paciencia ha aprendido a calmar la mente, trabajar la respiración y enfocar la atención en el momento presente. Eso le ha dado mucha paz y le ha cambiado la perspectiva. Sus cambios han sido progresivos; hace casi cuatro meses desde que comenzó a trabajar en los nuevos hábitos y cada día tiene más ganas de mantenerlos porque nota los resultados en el cuerpo: ya no se le cae tanto el pelo, le ha mejorado la apariencia de la piel, las reglas se le han regularizado y ya no le duelen, duerme profundamente y se despierta con energía para seguir las rutinas. Su salud mental está mejorando, ha recuperado la calma y se concentra mejor en sus tareas. Ha cobrado conciencia de lo importante que es mantener los hábitos toda la vida.

ACCIÓN PRÁCTICA

✓ En tu cuaderno de salud integral, escribe tus valores más importantes en una columna.

✓ Reflexiona el tiempo que dedicas semanalmente a poner en práctica esos valores. Si ves que no estás dedicando suficiente tiempo a lo que es importante para ti, decide algún cambio en tus rutinas que te permita enfocarte en ello.

Somos lo que sentimos, pensamos y amamos.

MARIÁN ROJAS ESTAPÉ

Nuestro cuerpo lo somatiza todo. Las emociones que no expresamos y mantenemos en el tiempo nos acaban produciendo síntomas o enfermedades. De la calidad de las relaciones que tengamos —sobre todo en nuestro hogar, en nuestro entorno más cercano, en el trabajo— dependerá también nuestra salud.

No solemos asociarlo tan fácilmente; sin embargo, una relación tóxica; un mal ambiente laboral, donde suframos acoso o maltratos continuos; una pareja que no nos respete y con la que no logremos una comunicación asertiva, que no nos valore o en la que simplemente no haya amor, afectará a nuestra salud aun cuando el resto de nuestros hábitos sean saludables. No podemos estar bien del todo si no recibimos amor; de hecho, se sabe y está bien demostrado que la soledad no elegida es un factor de riesgo para enfermar.

Hablar de esto asusta porque muchas veces pensamos que no podemos controlarlo o cambiarlo tan fácilmente. Hacer más deporte o comer de manera más saludable depende de nosotros; sin embargo, cambiar el ambiente laboral, terminar una relación que nos hace daño o encontrar personas que nos valoren y nos demuestren amor incondicional parece más difícil o alejado de nuestro control.

La buena noticia es que hay mucho que podemos hacer para mejorar la punta de la estrella que tiene que ver con la gestión de las emociones y las relaciones. Lo primero es identificar que tenemos un problema que resolver o una situación que mejorar en nuestra vida y, como siempre, pedir ayuda profesional. Debemos aprender a fortalecer nuestra autoestima, conocer nuestros límites y aplicarlos con asertividad. Relacionarnos con personas que compartan nuestra escala de valores y nuestros proyectos de vida nos ayudará a vivir en coherencia, alineadas con lo que para nosotras es importante, y a sentirnos en un entorno que nos permite florecer.

ALGUNAS IDEAS PARA RECORDAR

Tener vínculos afectivos sólidos está directamente relacionado con nuestro bienestar. Las buenas relaciones son un elemento más de la salud integral. Sentirnos amadas, comprendidas y valoradas es parte importante de nuestro bienestar.

CUIDA TU SALUD MENTAL TANTO COMO LA SALUD FÍSICA

La mente y el cuerpo están interconectados. No se concibe la salud mental sin la salud física, y viceversa. Y en el medio está la espiritualidad para fusionarlos.

> No hay salud sin salud mental.
>
> OMS

Esta frase queda más clara que nunca; cada vez se habla más de la importancia de cuidar la salud mental y normalizar problemas que por desgracia son bastante frecuentes, como la ansiedad o la depresión. Cada día pasa por mi consulta al menos una paciente que refiere sufrir de ansiedad, depresión o algún otro problema de salud mental. Muchas aún no están en tratamiento ni han puesto en práctica ninguna estrategia, herramienta ni hábito para mejorar esta situación que con frecuencia afecta a su vida familiar, laboral y a sus relaciones.

España es el país del mundo donde se consumen más ansiolíticos. Necesitamos insistir en la importancia de cuidar nuestra salud mental y disponer de más profesionales. Una de las herramientas que deberían incluir en la facultad de Medicina es psicología para médicos. Deberían enseñarnos a comunicar malas noticias y darnos recursos para gestionar nuestro propio sufrimiento, porque a lo largo de nuestra carrera nos exponemos a mucho estrés y a situaciones muy desafiantes. Tenemos una alta carga asistencial y nos toca afrontar el miedo de nuestros pacientes, la muerte, la enfermedad, el enfado, la negación... Pienso que el sistema debería proteger la salud mental de los profesionales sanitarios, y no lo hace. Ese es otro de los grandes desafíos de la medicina del futuro.

Los médicos y profesionales de la salud deberíamos predicar con el ejemplo cuidando de nuestra propia salud mental.

Converso a diario con mujeres que sufren de ansiedad, ataques de pánico o una carga mental excesiva que les impide ocuparse de su autocuidado. Algunas tienen depresión y llevan años tomando varios fármacos. Su situación de salud, lejos de cambiar, ha empeorado porque se le han añadido otros problemas de salud física, como falta de deseo sexual, problemas con la regla o infertilidad.

Si te ves reflejada en este último párrafo, te animo a empezar a hacer algo por ti hoy mismo. Puedes mejorar tu situación implementando hábitos saludables sencillos, como practicar un poco más de ejercicio. La actividad física ayuda a mejorar el estado de ánimo, ya que aumenta neurotransmisores beneficiosos como la serotonina y la oxitocina. También eleva la producción de endorfinas, las cuales nos ayudan a «limpiar el cristal» con el que vemos el mundo. El ejercicio físico no evitará que nos encontremos con situaciones desafiantes, conflictos o problemas; sin embargo, nos ayudará a afrontarlos mejor. Nos permitirá ver las situaciones desde una perspectiva más resolutiva, optimista y resiliente.

Busca el contacto con la naturaleza. A veces se nos olvida. Durante miles de años de evolución hemos estado en contacto con el medio natural, y gracias a estos estímulos armónicos hemos desarrollado una estrecha conexión que nos ha permitido sobrevivir. Nuestros ancestros tuvieron que enfrentarse a dificultades, obstáculos naturales e incomodidades que prácticamente han desaparecido en los países desarrollados.

Con esto quiero acercarte a mi enfoque del origen de tantas enfermedades mentales en la actualidad. Nuestro estilo de vida antinatural desequilibra la maravillosa y compleja fábrica de drogas naturales que hay en nuestro cerebro. Hemos aprendido a llenar nuestros vacíos existenciales con drogas externas para anestesiar nuestras emociones, no atenderlas y no mirar adentro, lo cual solo alimenta el problema y a la larga crea ansiedad, depresión, cansancio inexplicado y enfermedades físicas que empeoran la situación.

¿Qué puedes hacer si te sientes identificada?
Por dónde empezar el camino de salud integral

A lo largo de mis años de experiencia he visto a muchas mujeres recuperar la salud mental, la ilusión y el bienestar. Tú también puedes. Lo primero es reconocer el problema y ponerte en manos de un especialista. Este es un punto que solemos evadir, porque, como te contaba, sigue habiendo tabúes, por suerte cada vez menos. En los últimos años se ha normalizado hacer terapia y acudir al psicólogo o psiquiatra, y cada vez vemos más profesionales que aportan información útil en las redes sociales, y a famosos o personajes reconocidos que cuentan sus testimonios acerca de los problemas de salud mental que han tenido.

Hacer terapia es de importancia crucial. Hoy en día existen muchas opciones y la tecnología nos ofrece la posibilidad de tener consultas online. Todo es dar el primer paso y priorizar esta parte tan importante de nuestra salud. Recuerda que no existe la pastillita mágica; se trata de un trabajo en conjunto donde todas las piezas son importantes. Hacerte cargo de la responsabilidad te ayudará a avanzar.

SALUD MENTAL Y NUTRICIÓN: LO QUE COMEMOS AFECTA
A NUESTRO ESTADO DE ÁNIMO

Tu nutrición también tiene una gran influencia en la salud mental. El intestino se considera el segundo cerebro. Como hemos visto en el capítulo sobre nutrición, en él habita nuestra microbiota intestinal, que es ese enorme conjunto de bacterias que viven en armonía con nosotros y nos ayudan, siempre que estén en equilibrio. Estas bacterias se comunican continuamente con nuestro cerebro principal mediante el nervio vago. Envían señales que regulan muchas funciones, entre ellas nuestro estado de ánimo.

En el intestino se forma el 90 % de la serotonina, y también sustancias como el butirato. Además, hay suplementos que se relacionan cada vez más con la mejoría de problemas de salud mental, como la vitamina D y los ácidos grasos omega 3.

En los días que peor te sientas, aliméntate lo mejor que puedas.

Por este motivo, ahora tienes un poder enorme para mejorar o empeorar situaciones como las que te he explicado.

Salud mental y cambios hormonales

Existe una relación entre nuestras hormonas y una mayor tendencia a padecer problemas de salud mental, en especial en ciertas situaciones concretas que afectan a las mujeres: el posparto, la transición a la menopausia y la menopausia. El síndrome premenstrual, que en su grado más severo se llama trastorno disfórico premenstrual, también puede alterar seriamente la vida de la mujer que lo padece.

Mi mensaje es que seamos conscientes de esta susceptibilidad que tenemos a los cambios hormonales; que nos ayudemos con los hábitos saludables, que sin duda pueden mejorarnos mucho; y sobre todo que consultemos con un especialista y empecemos terapia si es necesario.

TODO EL MUNDO TIENE ESTRÉS

O, al menos, eso nos han hecho creer. Vivimos de manera tan acelerada y con tantas tareas pendientes que es normal que la mayoría de las mujeres estén agobiadas. Después de escuchar a cientos de ellas hablarme con el corazón en la mano, estoy convencida de que el deseo de la mayoría de las mujeres maduras de nuestra sociedad es tener paz mental, vivir más serenas. Por eso amo el trabajo de Patricia Ramírez y ese lema tan bonito que tiene, «Vivir con serenidad», como se titula su último libro. Es que la sola palabra «serenidad» ya nos calma. Y qué distinto se vive cuando saboreamos la vida con tranquilidad y disfrutamos del momento sin tantas prisas ni tanta locura.

Con el paso de los años nos damos cuenta de que no hace falta llegar a todos lados, de que la multitarea es un engaño, de que lo mejor que podemos hacer es estar presentes en cada momento y de que eso también se educa. Personalmente, tuve que tomar muchas decisiones para mejorar mi estilo de vida y tener más paz mental, sobre todo quitar compromisos de mi agenda y priorizar lo importante, lo que me acerca a quien quiero ser dentro de unos años, lo que me llena y disfruto.

El estrés exagerado al que solemos estar sometidas tiene que ver también con nuestra falta de herramientas para gestionarlo. Pienso que deberían enseñarnos a meditar desde pequeños. En muchos colegios ya utilizan el *mindfulness* como herramienta. Aprender a calmar la mente se vuelve imprescindible en un mundo donde recibimos tantos estímulos de todo tipo.

Muchas de mis pacientes me explican que quieren aprender a meditar, pero no saben cómo. Realmente parece más complicado de lo que es. Lo único que necesitamos es la voluntad de meditar todos los días con constancia. Hay multitud de aplicaciones, libros, programas y expertos que enseñan a meditar. Tan solo necesitas unos minutos de tu día y decidirte. Los beneficios son claros para la salud física, mental y espiritual. Aprender a calmar la mente es un verdadero superpoder al alcance de todas las mujeres.

ACCIÓN PRÁCTICA

✓ Si lo necesitas, agenda una cita con un psicólogo o psicóloga y comienza una terapia.

✓ Anímate a empezar a meditar.

✓ Cuando te sientas estresada, tómate cinco minutos y realiza al menos diez respiraciones profundas prestando atención plena a tu respiración.

5

Equilibrio hormonal

El caso de Belén

Belén tenía tan interiorizado su estilo de vida saludable que no le costaba mucho esfuerzo cumplir con sus hábitos. Tenía cuarenta y nueve años cuando la conocí, y llevaba ya muchos haciendo cambios favorables para su salud. Era muy consciente de la importancia de una buena alimentación, le encantaba cocinar, practicaba ejercicio de fuerza desde hacía bastante, cuidaba de sus relaciones e invertía tiempo en aprender sobre salud, nutrición y deporte.

Sin embargo, en los últimos meses sus reglas se habían vuelto más dolorosas, abundantes e irregulares. Varios días antes le dolían mucho los pechos, cosa que no le había sucedido hasta ese momento. Le costaba descansar profundamente durante la noche, y se sentía más irritable e hinchada. Todo esto le preocupaba mucho porque tenía la sensación de que su cuerpo no le respondía como antes. «Es una sensación de pérdida de control —me explicaba—. Yo siempre he tenido mucho conocimiento sobre mi cuerpo, he aprendido a escucharme, conozco lo que me conviene y lo que me ayuda, y sin embargo en estos últimos meses no entiendo qué me pasa. Quisiera saber cómo mejorar».

La transición hacia la menopausia es esa etapa de la vida en la que empiezan a ocurrir cambios que marcan el final de la fase reproductiva. He querido llamar a esta punta de la estrella de la salud «equilibrio hormonal» porque una de las áreas que más me apasiona de mi especialidad es justamente ayudar a mis pacientes a equilibrar sus hormonas. Como te explicaba en la primera parte, las hormonas funcionan como una orquesta perfecta, armoniosa, coordinada. La directora de la orquesta, la hipófisis, dirige desde el cerebro a todos los músicos y les da instrucciones para producir hormonas: a nuestros ovarios les indica que produzcan estrógenos, por ejemplo.

Una buena parte de ese equilibrio se consigue mediante el estilo de vida. Por eso cuando trabajamos en los demás elementos de la estrella de la salud (sueño, nutrición, movimiento, relaciones y emociones, contacto con la naturaleza y espiritualidad) contribuimos a que nuestras hormonas funcionen con normalidad y nos sintamos bien. Sin embargo, en un grupo de mujeres el estilo de vida y los hábitos saludables no son suficientes para sentirse bien, para mejorar algunos síntomas que disminuyen la calidad de vida. Por eso es fundamental conocer todas las opciones de las que disponemos. Muchas veces creemos que tenemos que aguantarnos con soluciones naturales porque es lo que hemos escuchado o porque tenemos miedo a la medicación o a los tratamientos hormonales. Ya sabes cuál es mi forma de ver la medicina: **una verdadera visión integral de la salud se apoya en mejorar el estilo de vida y en utilizar todos los recursos científicos y tecnológicos que nos proporciona la medicina basada en evidencias.** Hay que ayudarse por todos lados a vivir bien.

La esperanza de vida actual ronda los ochenta y seis años para la mujer, y se estima que irá subiendo. Esto se debe a los avances que ha experimentado la medicina en las últimas décadas, los programas de vacunación y prevención, el acceso a servicios básicos y la tecnología de la que disponemos. Es innegable que la ciencia y la tecnología nos han ayudado a vivir más. Por otro lado, todo parece indicar que nuestra calidad de vida tiende a ser peor. Las enfermedades crónicas y degenerativas aumentan en frecuencia, lo que nos hace perder calidad de vida y disfrute. Para prevenir ese deterioro necesitamos volver a un enfoque holístico en el que tomemos en cuenta al ser humano como un todo compuesto de mente, cuerpo y espíritu. Se trata de combinar lo mejor de los dos mundos y unirlos al servicio de la humanidad.

NUESTRO ESTILO DE VIDA PUEDE DESEQUILIBRAR NUESTRAS HORMONAS

Todo lo que hacemos a diario, lo que incluye nuestra alimentación, la actividad física que realizamos, cómo y cuánto dormimos, la forma en la que gestionamos nuestras emociones, el ambiente donde vivimos y las demás puntas de la estrella de la salud, repercute en el funcionamiento de nuestras hormonas. Por eso nuestro estilo de vida influye de manera tan poderosa en nuestra salud. Funcionamos como un todo armónico. Cuando nuestro cuerpo detecta un estresor o un peligro, como puede ser comer menos de lo que necesitamos, ejercitarnos demasiado o tener estrés todo el tiempo, se verá reflejado en nuestras hormonas.

Por este motivo la regla es tan susceptible de alterarse cuando experimentamos cualquier cambio. Durante la etapa reproductiva, nuestro ciclo menstrual es un indicador de nuestro estado de salud. Si nuestro cuerpo y mente están en armonía, nuestro ciclo lo estará. Si nos faltan nutrientes, si hacemos poco o demasiado ejercicio, si tenemos mucho estrés, si sufrimos de problemas en el trabajo, poco descanso, ansiedad, depresión, problemas de tiroides, estreñimiento o intolerancias alimentarias, nuestro ciclo puede verse afectado.

Reglas dolorosas o abundantes, síntomas premenstruales que afectan a tu vida diaria, síndrome de ovarios poliquísticos, endometriosis, esterilidad o miomas uterinos son problemas que influyen en la vida de la mujer y deben manejarse de forma integral. Las mejoras que realices en tu estilo de vida te ayudarán a sentirte mejor. Muchas veces deben ir en conjunto con algún tratamiento que decidirás con tu médico; no hay una solución única ni mágica para todas.

Como te decía al principio, todo lo que hacemos influye en nuestras hormonas. No es nada esotérico; todo tiene una razón científica, y consiste en que nuestras emociones se expresan a través de nuestro cuerpo. La hipófisis, que es la jefa del ovario, a su vez recibe órdenes del cerebro y depende de nuestras emociones. Si estamos muy tristes, muy estresadas o muy ansiosas, se verá reflejado en nuestra regla. Si nos alimentamos mal, si nuestra microbiota intestinal está alterada, esa inflamación nos producirá una regla dolorosa. Lo mismo que si tenemos un proyecto de trabajo y para terminarlo dejamos de dormir. ¿Ves que todo está interconectado? ¿Verdad que nuestro cuerpo es increíble?

Como te expliqué en la primera parte, para tener un ciclo menstrual sano necesitamos emplear mucha energía.

Nuestro cuerpo es muy sabio. Si percibe cualquier problema, quitará energía a nuestro ciclo o lo apagará. Esto es lo que ocurre a las mujeres que presentan amenorrea hipotalámica hipofisaria (AHH): tienen un estresor —ya sea físico o psicológico— que requiere tanta energía que el hipotálamo decide apagar el ciclo.

No tener la regla no es normal, a menos que estés tomando pastillas anticonceptivas para que no te venga. Si no es tu caso, estás en edad reproductiva, tienes menos de cuarenta y cinco años y de repente has dejado de menstruar, es importante que pidas una cita con tu ginecólogo para estudiar la causa. Si tienes más de cuarenta y cinco, es posible que estés en la transición a la menopausia y tus ciclos empiecen a fallar. En este caso debes saber que cualquier síntoma que afecte a tu calidad de vida tiene solución. No debes conformarte. Durante la transición a la menopausia y el climaterio suelen ocurrir cambios que producen deficiencias hormonales. Emplear tratamientos nos ayuda a vivir con mayor calidad de vida.

Los ovarios son unas glándulas que, como te he explicado en la primera parte del libro, poseen un reloj biológico diferente al del resto de nuestro cuerpo, así que están programados para tener una vida útil relativamente corta en comparación con la esperanza de vida actual de una mujer (alrededor de ochenta y seis años). La menopausia ocurre, en promedio, alrededor de los cincuenta y un años, edad a la que las mujeres solemos encontrarnos en una etapa de máxima plenitud laboral, social y espiritual; sin embargo, el impacto de la disminución de nuestras hormonas puede afectar significativamente a nuestra calidad de vida.

Al acompañar a cientos de mujeres a lo largo de su transición a la menopausia me he dado cuenta de la cantidad de ellas que sufren por no saber qué les está pasando, por no conocer casi nada sobre sus cambios. A veces están tan cargadas de mitos y miedos que optan por acostumbrarse a vivir a medias. Soy partidaria de la terapia hormonal en la menopausia siempre que la mujer reúna las condiciones necesarias para indicársela con seguridad y, por supuesto, siempre que quiera recibirla. En este sentido, tu opinión como paciente es muy importante. Cuando recibes un tratamiento con miedo o sin estar convencida a pesar de haber entendido las explicaciones de tu médico, es posible que no tenga los efectos beneficiosos que buscabas. Esto se explica por el efecto «nocebo». En mi experiencia, antes de recibir un tratamiento necesitamos estar plenamente convencidas, tranquilas y no tener miedo. Recibirlo con confianza es determinante para tu tranquilidad. No recibas ningún tratamiento con miedo o dudas; es preferible que consultes otra opinión profesional.

La terapia hormonal de la menopausia mejora significativamente la calidad de vida y la salud integral de la mujer que la necesita, siempre y cuando se indique correctamente y se combine con un buen estilo de vida.

Una terapia hormonal bien indicada tiene más beneficios que riesgos. Así lo confirman los datos más recientes y los documentos de consenso de la AEEM y de las principales sociedades de menopausia del mundo.

La fitoterapia y el uso de productos naturales para mejorar los síntomas en la transición a la menopausia y el climaterio son una excelente opción, con eficacia y seguridad demostradas. La eficacia es un poco más baja que la de los tratamientos hormonales porque estas sustancias solo ocupan el 30 % o el 40 %, aproximadamente, de nuestros receptores hormonales. Sin embargo, ayudan a muchas mujeres, cuyas molestias llegan a desaparecer por completo. Son una excelente opción si no puedes o no quieres recibir tratamientos hormonales.

Cada una de nosotras tiene una manera propia de ver la vida, unas creencias, costumbres, necesidades y preferencias. Es un privilegio y una ventaja contar con tantas opciones para mejorar nuestra vida.

Los adaptógenos parecen ser una opción muy interesante para equilibrar esos desajustes que comienzan a producirse sobre todo a partir de los cuarenta años, en especial la irritabilidad y la menor tolerancia al estrés. El ashwagandha es de los más utilizados, y con gran interés, para promover el descanso y la relajación; por supuesto, en conjunto con el estilo de vida.

La suplementación es una de las áreas que más interés despierta a las mujeres que buscamos mejorar nuestra salud y prevenir enfermedades. Este campo ha crecido exponencialmente en los últimos años, y encontramos tal variedad de opciones de venta libre en el mercado que puede ser realmente confuso.

ALGUNAS IDEAS CLAVES SOBRE LOS SUPLEMENTOS

Son solo una mínima parte de una de las puntas de la estrella de la salud. Eso significa que, si no mejoramos primero los otros elementos, como el sueño, la nutrición, el movimiento, las relaciones y emociones, el contacto con la naturaleza o la reducción de tóxicos, no podemos esperar grandes beneficios por más suplementación que tomemos.

En materia de suplementación, más no es mejor salud. Algunas pacientes llegan a la consulta y vacían en el escritorio toda una mochila de frascos de suplementos diferentes. «Doctora, esto es lo que me estoy tomando. He ido comprándolo por mí misma porque he leído que es bueno». La pregunta es si en realidad lo necesitan. La suplementación siempre debe indicarse de forma personalizada según la mujer y según el problema que busquemos solucionar o prevenir; por eso nunca estoy de acuerdo con la automedicación.

Otra confusión frecuente es que todo lo natural nos parece bueno. No es necesariamente así. Ciertos suplementos combinados pueden causar algún efecto indeseable. Por otro lado, un mismo suplemento puede variar en cantidad y calidad según la casa que lo fabrique.

Existen algunos que empleamos de manera frecuente porque han demostrado prevenir muchas molestias y problemas de salud, como la vitamina D, una hormona con funciones importantes para el metabolismo y el sistema inmunológico, y cuyo déficit es muy frecuente. Lo más aconsejable es que te la midan en sangre cuando hagas tus controles de rutina y, según el valor que presentes, la suplementes si es necesario.

Otros suplementos que empleamos con frecuencia son los ácidos grasos omega 3, el magnesio, las vitaminas del grupo B, la melatonina y el triptófano. Bien indicados en el contexto de cada mujer, y en conjunto con los demás elementos de la estrella de la salud, pueden ser muy útiles.

Cuando hablo de equilibrio hormonal me refiero a recuperar esa armonía de nuestro cuerpo que nos permite disfrutar de la vida ayudándonos de los distintos recursos médicos de los que disponemos, tratamientos y suplementación bien indicada, en conjunto con las modificaciones de nuestro estilo de vida. En mi experiencia, podemos optimizar nuestra calidad de vida y prevenir enfermedades cuando escuchamos a nuestro cuerpo y hacemos los cambios necesarios para disfrutar al máximo de la vida con salud integral.

ACCIÓN PRÁCTICA

✓ Si aún tienes reglas, durante la próxima visita con tu médico coméntale los cambios de tu ciclo que te preocupen: reglas dolorosas, abundantes, ciclos irregulares, sangrado antes de la regla, síndrome premenstrual, dismínución de la libido, menos lubricación… Todos estos problemas deben estudiarse y mejorarse. Puedes ayudarte desde ya trabajando en tu estilo de vida y revisando qué puedes mejorar en cuanto a descanso, nutrición, movimiento, reducción de estrés, emociones y contacto con la naturaleza.

✓ Si ya tuviste la menopausia, comenta si experimentas algún problema que te afecta a la calidad de vida y discute tus opciones para mejorarlo. Trabaja en mantener un estilo de vida saludable tomando en cuenta todos los elementos de la estrella de la salud.

6

Espiritualidad: el centro de la estrella de la salud

Mucha gente piensa que la espiritualidad y la ciencia están reñidas, y por eso les resulta extraño oír a una científica hablando de espiritualidad. En realidad, la ciencia y la espiritualidad se complementan. Cada día estoy más convencida de que ambas deberían ir de la mano y de que los seres humanos siempre hemos sido seres espirituales.

Otra cosa que nos sucede al oír la palabra «espiritualidad» es que solemos asociarla con conceptos muy abstractos o complicados. Nos cuesta trabajo llevarla a nuestra vida cotidiana, al día a día. Sin embargo, trabajar en nuestra espiritualidad puede ser tan sencillo como encontrar momentos de conexión con nosotras mismas, momentos de atención plena, y con centrarnos en el aquí y el ahora; tan sencillo como, por ejemplo, atender a una cosa a la vez y ser conscientes de lo que estamos haciendo.

La religión es solo una manera de expresar la espiritualidad. Muchas personas creen que necesitan practicar una religión para poder desarrollar su espiritualidad, pero no es cierto: hay multitud de personas no religiosas y profundamente espirituales; todo es cuestión de encontrar lo que se alinea con tu forma de ver la vida. Cada una debe encontrar su propia manera de expresar la espiritualidad. Algunas meditan,

otras van al bosque, otras rezan cada noche, otras practican
la compasión y el altruismo, otras se hacen preguntas trascendentales e incluso hay quienes la expresan a través del arte,
pintando cuadros o escribiendo poesía, por ejemplo.

Ser espiritual no implica por fuerza practicar una religión;
implica creer en nuestra capacidad de amar, de conectar con
nuestros dones, de ayudar a otros seres humanos, desarrollarnos plenamente y vivir con gratitud y entusiasmo, entre otras
cosas.

HAY MÚLTIPLES CANALES PARA EXPERIMENTAR LA ESPIRITUALIDAD

La espiritualidad es una parte muy importante de la estrella
de la salud. Está representada en el medio porque une todas
las puntas, conectando todos esos aspectos de nuestra salud
y ayudándonos a conectar también con el exterior, con todo
lo que nos rodea.

Nuestro lado espiritual tiene que ver con quiénes somos
en realidad, fuera de nuestra profesión y de todas esas etiquetas y roles que hemos ido adquiriendo a lo largo de la vida.
Con quiénes somos y con nuestro «para qué». Muchas de nosotras hemos vivido tan ajetreadas, tan cargadas de responsabilidades y quehaceres, que no hemos encontrado el momento para plantearnos las preguntas trascendentales y
descubrir nuestro lado más espiritual, que todas tenemos
y que representa una parte importante de nuestra salud.

DE DÓNDE VIENE MI LADO ESPIRITUAL Y POR QUÉ
ME INTERESÉ TANTO POR ESTE MUNDO

Te contaré un poco mi propia historia con la intención de que
encuentres tu camino y tu forma personal de acercarte a la
espiritualidad.

Lo primero que llama la atención al conocerme es mi
nombre: Radharani. La mayoría de las personas me preguntan por su significado y sienten curiosidad acerca de mi origen. Radharani es un nombre sánscrito que significa algo así
como «energía espiritual»; es el nombre que se da a la con-
sorte de Krishna. Mis padres me dieron este nombre porque
eran hare krishna. Bueno, mi padre lo sigue siendo; mi madre lo fue hasta el día de su muerte.

Mi madre tenía una enfermedad mental llamada esquizo-
frenia, por lo cual a mi hermana y a mí nos criaron nuestros
abuelos. Ellos no practicaban ninguna religión. Cuando tenía unos nueve años, sentí la necesidad de algún ritual, de algún tipo de conexión espiritual con algo superior, así que le
dije a mi abuela que quería bautizarme. La religión católica
era la más popular entre mis amigos y conocidos; era la que
tenía al alcance. Así pues, me bautizaron y me preparé para
la primera comunión.

En esos días de catequesis encontré un momento de conexión y de paz. Mi niñez, en resumen, fue feliz. A pesar de
eso, los desafíos que tuve que enfrentar con mi madre ingre-
sada, tratando de entender esa situación en medio del tabú
social que representaba la enfermedad mental en esa época,
me llevaron a madurar muy rápidamente, a buscar respuestas acerca del significado de la vida y cómo ayudar a otras
personas a sentirse mejor.

Con el tiempo, como sabes, comencé los estudios médicos, con toda su exigencia. Me metí de cabeza a aprender medicina, a entender el cuerpo humano, la enfermedad y cómo curarla. Sentí un amor increíble hacia mi carrera y hacia esa etapa de estudiante universitaria; así, poco a poco, en medio de pesados libros y estudios científicos, la religión fue quedando a un lado en mi vida. Me volví cada vez más escéptica.

Mi madre se suicidó cuando yo estaba en segundo año de medicina. Me habría gustado poder apoyarla más, entender mejor su enfermedad y ayudarla a vivir una vida bonita que pudiera disfrutar. Pero con el tiempo también entendí que nada de eso estaba bajo mi control, que yo no tenía los recursos ni la conciencia necesarios. Ese pasado forma parte importante de quien soy hoy. Agradezco que me haya dado la vida, y pienso que es mi misión honrar la vida que tengo haciendo lo máximo que pueda por crecer, evolucionar y ayudar y enseñar a otras personas como tú a disfrutar con plenitud de la vida.

Hubo años en los que la naturaleza se convirtió en mi mejor manera de conectar conmigo misma y de sentirme en armonía, de recuperarme del exceso de estímulos y presión que implicaba mi carrera. El deporte también me permite escucharme, calmar mis pensamientos y dejar fluir mi creatividad e imaginación. Sobre todo, las carreras largas llegan a ser profundamente espirituales para mí.

Mónica, la instructora de yoga que me cambió la vida

Entre muchas carreras, prisa, agobios, la trampa de la multitarea, poco descanso y mucho estrés, un día descubrí una clase de yoga que me cambió la vida. Ya había intentado en varias ocasiones iniciarme en el yoga, pero no había conectado
con los instructores; tal vez aún no era el momento de ese
despertar. Las cosas llegan cuando estamos listas para comprender el siguiente paso. Cuando comencé aquella clase, era
viernes y trabajaba todo el día, hasta muy tarde.

Mi vida era muy estresante, la miraras por donde la miraras. Era madre de dos hijos muy pequeños; uno iba a la
guardería y el otro al cole. Atendía partos, por lo que solía
recibir llamadas de madrugada, en fines de semana y en fes-
tivos, lo que se sumaba a los múltiples mensajes en los que
me consultaban dudas, preguntas y opiniones médicas, y me
pedían ayuda profesional.

Tal y como imaginas, los viernes estaba agotada. Hoy creo
que no era consciente de la carga laboral y emocional que llevaba a cuestas. Intentaba manejarla lo mejor posible. Sentía
que mi vida era plena; me sentía afortunada de trabajar en mi
profesión, de ser madre de dos maravillosos hijos, en fin, de
tener la vida que tenía; pero iba siempre con prisas, agobiada para llegar de un lado a otro, con una agenda donde no
cabía ni un alfiler y con un nivel de cansancio por la noche
que no era sostenible mucho tiempo más.

En medio de esos días, buscando un respiro, decidí empezar una clase de yoga en el gimnasio que tenía más cerca
del despacho. El ejercicio físico siempre ha sido uno de mis
mayores salvavidas. Jamás me cansaré de insistir en lo mucho

que puede aportar a tu vida empezar una actividad que te emocione, que te entusiasme. Yo ya era muy deportista en aquel momento, pero me faltaba trabajar la espiritualidad: encontrar momentos de calma, de silencio; sentarme simplemente a respirar y parar aquel exceso de ruido mental y quehaceres.

Entonces, como un regalo de la vida, aquel viernes entré en la clase de Mónica. Conecté con ella de inmediato. Su hablar pausado y dulce, la poesía y el amor que ponía a sus clases, y lo bien que me sentía estando allí hicieron que me enganchara a aquella terapia de los viernes. La clase era a las 14.15 y yo empezaba la consulta a las 15.30. No te puedes ni imaginar las peripecias que hacía para ir a la clase y llegar a tiempo a la consulta. No me importaba no comer, no me importaba ducharme en pocos minutos y salir corriendo con mis cosas; total, estaba tan acostumbrada a correr todo el día que me resultaba familiar.

Las clases de yoga de Mónica lograron abrir esa puerta. Despertaron mi interés; quería más. Ella hablaba de la meditación, del ayurveda, de los alimentos, de la naturaleza. Esos preciosos minutos que pasaba allí haciendo asanas, conectando con mi respiración, entendiendo cómo fluía mi energía, fueron muy valiosos para empezar a construir mi mundo espiritual y querer indagar más. En la vida hay ese tipo de chispazos que nos invitan a cambiar aspectos de nosotras, que nos ayudan a descubrir toda esa grandeza que habita en nuestro interior y que desconocemos.

Un día llegué al gimnasio y Mónica no estaba; se encontraba de baja por una lesión. Nunca más supe de ella. A pesar de que pregunté, nadie supo explicarme dónde contactarla. Siempre he querido darle las gracias por lo que hizo por mí sin saberlo. Siento que ella estaba cumpliendo con parte de su propósito de vida: abrir esa puerta al mundo espiritual de las personas. Se veía cómo disfrutaba la clase; lo hacía desde el amor y desde el verdadero ser. Ojalá de alguna manera llegue a leer estas líneas y sepa lo mucho que me ayudó a despertar de mi modo automático y a empezar a aliviar la «tormenta de cortisol» que había en mi cuerpo, que yo misma llegué a normalizar, pero no era sostenible sin enfermar.

Tal vez tú, que ahora me lees, estés como yo en aquellos días. Estás bien, pero sabes que podrías estar mejor. Vives agotada, corriendo de un lado a otro, repitiendo que no tienes tiempo o que «la vida no te da». Pero lo justificas porque todo el mundo está igual y piensas que al final es lo normal, que es lo que toca y ya está. Tal vez estas líneas te dejen esa idea revoloteando en la mente. Quizá un día te inviten a reflexionar y descubras una nueva puerta que te conduzca a esa dimensión espiritual. Quizá yo sea para ti lo que fue Mónica para mí. Si es así, estaré encantada de que me lo cuentes algún día.

Una cosa viene tras otra. Después de esas clases de yoga despertó mi interés por la meditación. De allí, sin darme cuenta, llegué al desarrollo personal, otro de mis grandes salvavidas. Logré entender muchas cuestiones que antes no era capaz de ver; comprendí que hay infinidad de creencias que nos limitan y nos condicionan la vida, y pensamientos que nos hacen sufrir por cosas que ni siquiera están sucediendo. Entendí que trabajar la mente es una de las mejores inversiones que podemos hacer: conocernos, aprender a escucharnos, saber qué nos gusta y qué no. Buscar esos momentos de silencio que tanto necesitamos para atender a nuestras necesidades, para conectar con nuestro cuerpo y saber cómo nos sentimos. Para hacernos las preguntas que nos ayuden a pasar a la acción y avanzar hacia la vida que queremos construir.

La espiritualidad no implica la práctica de una religión; tan solo requiere que conectemos con nosotras mismas.

A lo largo de la historia de la humanidad, los seres humanos siempre hemos sentido la necesidad de conectar con nuestra espiritualidad. Existen muchas maneras de lograr esa conexión con nosotros mismos: una de mis favoritas es estar en contacto con la naturaleza. Esta nos ayuda a calmar ese ritmo acelerado, el exceso de estímulos al que estamos sometidos a diario: ruidos, pantallas, luces, estrés crónico, preocupaciones debidas a nuestra forma de vivir. Todo eso parece calmarse y atenuarse cuando vamos a dar un paseo por un bosque frondoso, caminamos descalzas por la orilla de la playa, escuchamos el sonido de los pájaros por la mañana, practicamos jardinería o sentimos el aroma de las flores o el olor del mar.

La naturaleza nos devuelve esa armonía perdida disminuyendo nuestros niveles de cortisol y permitiendo que nuestros sentidos se llenen de belleza y colores.

Si, además, a ese contacto natural le sumamos ejercicio físico y movimiento, como una caminata vigorosa, subir una montaña, un buen paseo o practicar algún deporte (en mi caso, correr), entonces tenemos una polipíldora muy poderosa capaz de prevenir numerosas enfermedades físicas y mentales, y de mejorar esa relación con nosotras mismas mediante la espiritualidad.

Tengo pacientes que practican la espiritualidad meditando, haciendo jardinería, rezando, dedicando un rato a la escritura terapéutica, practicando yoga, escalando una montaña, haciendo respiraciones profundas: hay muchas maneras y todas son válidas. Lo importante es parar, calmar la mente, escuchar a nuestro cuerpo y entender qué nos pide. Vivir con propósito, conectar con el amor infinito que somos.

El trabajo espiritual de cada día nos invita amablemente a «mirar adentro», a vernos con más compasión, a perdonar y a perdonarnos, que es la auténtica llave hacia la paz mental. El perdón abre las puertas del amor infinito, nos libera, nos sana. Ninguna persona que acumule odio, rencor o resentimiento por vivencias del pasado puede estar totalmente sana.

Experimentar el amor en todas sus formas es parte de nuestra naturaleza. Nos alivia, nos sana. El amor es la energía más poderosa. Desde que nacemos necesitamos amor y cuidados para desarrollarnos plenamente. Nuestro estado ideal es vivir en el amor, tratar con amor a todos los que nos rodean, cooperar, ayudar, comunicarnos. Todo eso forma parte de nuestra verdadera naturaleza, y lo contrario puede llevarnos a la enfermedad. Por eso gestionar nuestras emociones tiene tanta importancia para la salud integral.

ACCIÓN PRÁCTICA

✓ Al culminar estas páginas te invito a dar un paseo por la naturaleza. No tienes por qué complicarte ni irte lejos. Seguro que cerca de casa tienes algún parque, árboles, flores, pajaritos; algún lugar donde respirar un poco de aire fresco y desconectar de la rutina.

✓ Con unas cuantas respiraciones lentas y conscientes en las que prestes atención a cada inspiración y espiración, sintiendo como el aire recorre tu cuerpo, ya tienes un momento de autocuidado fácil, sencillo y al alcance de todas. Tal vez no veas los beneficios inmediatos del trabajo espiritual, que es por lo que nos parece tan abstracto al principio; sin embargo, con el tiempo observarás grandes cambios en tu manera de afrontar los desafíos de la vida. Te ayudará a sentirte plena, fuerte, sana y vital.

✓ Anota en estas líneas o en tu cuaderno de bienestar o diario cómo te has sentido después de ese paseo, qué cambios percibes en tu cuerpo. Si ha sido positivo, si te ha ayudado, te invito a incorporarlo a la lista de actividades que te ayudan a sentirte mejor.

✓ Piensa en alguna actividad que te permita expresar tu espiritualidad: meditar, rezar, leer, trabajar la respiración, hacer jardinería, colaborar con una ONG, escribir, cocinar, escuchar mantras, pintar mandalas; lo que a ti se te ocurra. Prioriza este momento en tu agenda como si fuera una medicina preventiva, porque realmente lo es. Anota tus experiencias.

7

Contacto con la naturaleza: es lo que rodea la estrella

El caso de Sonia

Sonia me explicaba lo cansada y saturada que se sentía. Comenzaba el día con mucha pereza y poca ilusión. Apagaba la alarma varias veces, esperando hasta el último minuto para salir de la cama, y corría para llegar al autobús. En el camino iba viendo vídeos de TikTok en el móvil mientras se sentía un poco triste al comparar su vida con la de aquellas *influencers* que aparecían en lugares fantásticos mostrando una vida perfecta. Su trabajo le gustaba, pero últimamente solo quería que llegara el fin de semana. Cuando al fin era viernes estaba tan cansada que no le apetecía nada. Ella es mi paciente desde hace varios años. Solía ser una mujer llena de energía, vitalidad y con una sonrisa cálida. En cada consulta intercambiábamos ideas, reflexiones, títulos de libros… Nunca la había visto tan decaída.

Cuando le pregunté en qué había cambiado su rutina en estos años, se quedó un rato en silencio y me explicó que tras la pandemia había dejado de reunirse con el grupo de amigas con el que se iba de excursión habitualmente. Practicaban senderismo y solían visitar lugares naturales hermosos, bosques llenos de árboles frondosos, con mucho verde y aire fresco de montaña. Sonia hacía ejercicio mientras afianzaba el vínculo con sus amigas queridas, y eso la llenaba de alegría. Solían irse juntas de pícnic a lagos idílicos, parajes dignos de ser fotografiados, y contemplaban los atardeceres juntas.

Haciendo memoria recordó que le gustaba mucho despertarse pronto para ir a dar una caminata cerca de casa por un terreno lleno de árboles, escuchar el canto de los pajaritos al comenzar el día y disfrutar de esa primera luz del amanecer. Esa era su rutina favorita, la que la llenaba de buena energía y le refrescaba las ideas. De hecho, sus compañeros le preguntaban por qué estaba tan contenta un lunes, admirando esa sonrisa de primera hora de la mañana que contrastaba con la cara de pereza de algunos de ellos al iniciar la jornada.

Mientras conversábamos, Sonia fue recordando lo mucho que cambiaron sus rutinas a partir de allí. En 2020 comenzó a teletrabajar, y al principio no se podía salir por el confinamiento. Entre el miedo y la falta de movimiento, su nivel de energía cambió. El grupo de senderismo no pudo reunirse durante meses y, cuando alguna quería retomar los encuentros, las demás tenían otros compromisos. Finalmente, el grupo se disolvió. El contacto de Sonia con la naturaleza se redujo, y una cosa llevó a la otra.

Es frecuente que, cuando abandonamos un hábito saludable, los demás vayan cayendo como piezas de dominó. Como si al perder uno se desarmara el rompecabezas que con tanto esfuerzo hemos construido: nuestro estilo de vida saludable. La salud se construye a partir de nuestros hábitos. Gran parte del resultado dependerá de la calidad de estos.

El contacto con la naturaleza representa uno de los elementos más importantes de la estrella de la salud. El medio natural y el contacto con árboles, bosques, lagos, playa, montaña, tierra y ríos ha sido el entorno original en el cual hemos evolucionado como especie. El movimiento y la naturaleza son un binomio increíblemente beneficioso para nuestra salud física, mental y espiritual.

Numerosos estudios demuestran la importancia de ese contacto frecuente con entornos naturales. Algunos hablan de un mínimo de dos horas a la semana. Otros demuestran que la salud de las personas que tienen al menos tres árboles cerca de casa y que los ven desde la ventana es mejor que la salud de las que no. Esto lo he constatado por mí misma. Cuando trabajo en un despacho cerrado sin una sola ventana con luz natural, al pasar horas allí me siento mucho más fatigada que cuando estoy en el despacho que tiene vistas a un jardín y luz natural.

Si bien es verdad que muchas veces no podemos cambiar el entorno donde trabajamos, sobre todo si nuestro empleo es por cuenta ajena, y que en algunas ocasiones no es sencillo cambiar el lugar donde vivimos, sí podemos tomar conciencia de este aspecto y hacer lo que esté en nuestras manos para aumentar el contacto con la naturaleza. Siempre hay algo, por pequeño que sea, que podemos mejorar en nuestro entorno. Es importante saber que nuestras acciones pueden tener gran impacto en nuestra calidad de vida y la de las personas que nos rodean.

Por ejemplo, si vivo en un lugar con poca luz natural, cerrado, sin ventanas, puedo ir a caminar por un parque cercano, revisar mis rutinas e incluir paseos, caminatas o excursiones por lugares rodeados de naturaleza, así como tener plantas en el lugar de trabajo o en el hogar. Sencillos rituales como contemplar el amanecer dando un paseo o entrenando tienen un impacto muy importante en nuestra manera de comenzar el día, y esto a su vez puede condicionar el resto de las rutinas que sigamos.

Observar el atardecer también puede ser muy beneficioso para ayudarnos a regular los ritmos circadianos, ya que esa frecuencia de ondas envía al cerebro una información que estimula la producción de melatonina, una hormona con múltiples funciones que nos ayuda a descansar mejor, tiene efecto antiinflamatorio y contribuye a una longevidad saludable.

Todos estos hábitos poseen una estrecha relación con nuestra naturaleza ancestral y con el biorritmo que nos permite funcionar de manera óptima. Tienen que ver con nuestra cronobiología, nos ayudan a recuperar esa sincronización de nuestras distintas fases con la naturaleza, y favorecen la producción de hormonas y neurotransmisores según el momento del día. Por la mañana nos toca estar más activas, aumentar el cortisol, ver un poco de luz natural, mientras que al final de la tarde deberíamos ir bajando la intensidad de las luces, los estímulos de todo tipo, y entrar en calma para que nuestro sistema nervioso central se relajara y se preparara para el descanso. Así se estimula la producción de melatonina, que ayuda al cuerpo y a la mente a descansar de la jornada.

Definitivamente, estar sentadas doce horas tecleando en un ordenador, en una habitación cerrada y oscura, y comiendo ultraprocesados es una rutina que nos aleja de lo que nuestro cuerpo necesita para una salud plena. La salud integral está en el movimiento. Además, si esa actividad la realizamos en un entorno natural, mucho mejor: es para lo que hemos evolucionado, lo que nos acerca al equilibrio, nos calma la mente, nos estimula el cerebro, nos regula las hormonas y los neurotransmisores, nos libera endorfinas, nos ayuda a crear conexiones neuronales, nos baja el cortisol y con ello gestionamos mejor las situaciones estresantes y nos sentimos en total armonía con el entorno y con nosotras mismas.

Sonia reflexionó mucho después de nuestra consulta. Pasó a la acción inspirada en su yo saludable del futuro. Buscó a una de sus antiguas compañeras del grupo de senderismo y se reunieron para retomar sus encuentros. Volvió a sus rituales de inicio del día, y con ello cambiaron su energía, su entusiasmo y sus vínculos afectivos. El cansancio, el agotamiento y la pereza se desvanecieron poco a poco con el transcurrir de los meses, y dieron paso a la Sonia llena de vitalidad.

El contacto frecuente con la naturaleza forma parte de una salud integral plena.

Entrar en contacto con la naturaleza, ser observadoras de la grandeza que encierra, nos ayuda a conectar con nosotras mismas, nos serena, nos devuelve a la calma. Nos permite poner los problemas en perspectiva. Recuerdo que desde niña siempre me gustó mucho ir al campo, a la playa, jugar con tierra, sembrar matitas y verlas crecer desde que eran semillas. Solía tener mi propio huertito en el balcón de casa. Cuando subía a una bellísima montaña que hay en mi ciudad natal, el cerro El Ávila, disfrutaba enormemente de estar allí, de esos paisajes, el aire puro, los riachuelos, el silencio. Volvía a casa renovada. La naturaleza nos produce ese efecto: renueva nuestra energía y también nuestra ilusión.

Llaman «baños de bosque» a la terapia que consiste en ir a pasear en silencio por bosques llenos de árboles, prestando atención plena. En Japón lo llaman *shinrin-yoku* e incluye ejercicios de respiración dirigidos por guías o terapeutas de bosque certificados. Ese contacto con árboles disminuye nuestra inflamación y calma nuestro sistema nervioso. Nos produce bienestar y sensación de armonía. Se ha relacionado con la reducción de la tensión arterial, la mejora del descanso y del estado de ánimo, y la reducción del estrés.

EARTHING O GROUNDING

Es algo que instintivamente nos apetece hacer: caminar descalzas por la hierba, la arena, la tierra, el terreno del que dispongamos y que nos guste. Hay estudios que señalan que ayuda a soltar toda la carga energética que acumulamos; como si soltáramos el estrés y las tensiones, y nos equilibráramos. A mí particularmente me encanta estar descalza, me gusta esa sensación de libertad, me recuerda a cuando era niña. Cuando termino de correr, suelo meterme en el mar —por fortuna lo tengo cerca—, y es una de las cosas que más disfruto en la vida.

Los datos confirman lo que sabemos que es placentero y nos relaja: caminar descalzas en un entorno natural es bueno para la salud, sobre todo si nos gusta y lo disfrutamos porque nos sentimos relajadas y libres. ¿No es acaso eso lo que asociamos a la plenitud?

LA NATURALEZA NOS SALVA Y NOS RECONECTA CON NUESTRO PROPÓSITO DE VIDA

Cuando vi la película *Lo que el pulpo me enseñó*, de Craig Foster, ganadora de un Óscar al mejor documental, saqué grandes enseñanzas de la experiencia que cuenta el protagonista. Si no la has visto, te la recomiendo: las imágenes son preciosas y sus reflexiones nos invitan a replantearnos ciertos aspectos de nuestro estilo de vida, a ser más conscientes de que formamos parte de un gran reino y deberíamos vivir en mayor armonía con las demás criaturas de este planeta. La única advertencia que te hago si aún no la has visto es que lo más probable es que no quieras volver a comer pulpo después de verla. A mí me pasó.

El documental está ambientado en el Cabo Occidental, en Sudáfrica, y cuenta la historia de un cineasta que pasó parte de su vida buceando en los bosques de algas. A medida que pasó el tiempo se distanció de esa vida. Hubo una etapa en la que experimentó mucha presión; tenía la mente saturada y sufría un síndrome de *burnout*. Estaba particularmente preocupado por no poder ser un buen padre para su hijo en esas condiciones. En ese momento decidió volver a la naturaleza y empezó a bucear aun a temperaturas frías. En la película narra toda su experiencia, las sensaciones que vive y su relación con un pulpo hembra que conoce durante sus visitas al bosque de algas. Explica como ese contacto diario, esa observación de la naturaleza, lo llevó a reconectar consigo mismo, a redescubrirse y a plantearse la vida desde otra perspectiva. La naturaleza cura, nos despierta, nos ayuda a entendernos y a ser más compasivos.

Uno de los momentos de mi vida en los que me sentí más desconectada de la naturaleza fue cuando llegué al Amazonas. Estando allí, con el pasar de los días, observando la forma de ser y estar de los yanomamis, fui testigo de lo unidos que están a su medio, de su gran capacidad de estar presentes y de relacionarse con los animales, y de lo aguzados que tienen los sentidos. Ver ese documental me transportó a esas vivencias. Llegué a la conclusión de que estar permanentemente en el medio urbano, rodeadas de tecnología, nos desconecta de nuestra verdadera naturaleza y de nuestra biología. El contacto con la naturaleza nos ayuda a reconectar y a sanar.

En la medida que nos desconectamos de la naturaleza nos desconectamos de nosotras mismas.

EXPONERNOS A LA LUZ SOLAR

Cuando damos un paseo o hacemos deporte al aire libre a primera hora del día, vemos el amanecer y nos exponemos a ese estímulo natural que es la luz solar de la primera hora, esto nos ayuda a regular nuestros ritmos circadianos. Es información que incluso contribuye al descanso nocturno.

Por otro lado, la luz del atardecer favorece el descanso porque nos permite ir entrando en un estado de relajación. Es información que le indica al cerebro que el día va a terminar.

Es importante recordar que la exposición prolongada al sol produce efectos negativos sobre la piel. El impacto de las radiaciones solares sobre el ADN de las células de la piel ocasiona daño solar, envejecimiento prematuro, arrugas y manchas solares, y aumenta el riesgo de cáncer. Hay suficientes datos al respecto, por lo que los dermatólogos nos insisten en cuidar la piel, ese órgano tan extenso e importante, mediante el uso de protección solar 50+ durante todo el año, incluso en invierno.

Lo más recomendable es que esa exposición solar sea a primera hora del día o al final de la tarde, evitando las horas centrales, especialmente de 12.00 a 17.00. La mayoría de los expertos señalan que deberíamos usar el protector solar desde que salimos de casa. Quizá no tengas la posibilidad de exponerte a la luz solar durante el amanecer o el atardecer todos los días, ya sea por tus horarios laborales o por el lugar donde vives. Practica este hábito cuando tengas la oportunidad y observa cómo te sientes. Contemplar el amanecer o el atardecer es un momento de atención plena; nos invita a la calma, a la relajación, a estar presentes, a respirar más lentamente, a agradecer y celebrar la vida. Es un momento de disfrute, de conexión con nosotras mismas y con la grandeza de la naturaleza.

Contemplar el amanecer y el atardecer es un momento de salud integral.

¿Recuerdas algún amanecer o atardecer particularmente hermoso? ¿Dónde y cuándo fue?

SOBRE LOS DISRUPTORES ENDOCRINOS

Los disruptores endocrinos son sustancias químicas con potenciales efectos negativos sobre la salud, pues se comportan como una especie de «estrógenos malos» en nuestro organismo. Pueden alterar el equilibrio hormonal y están presentes en todos lados. En lo referente a la salud femenina se han relacionado con endometriosis, síndrome de ovario poliquístico, reglas dolorosas, problemas de fertilidad o síntomas premenstruales, entre otras situaciones donde existe un desequilibrio hormonal. Nuestros ciclos pierden esa armonía que debe caracterizarlos.

Es un asunto verdaderamente complejo. No pretendo profundizar en el tema, ya que abarcar todos los aspectos que tienen que ver con estas sustancias escapa a los objetivos de este libro. Tampoco quiero asustarte ni que vivas obsesionada. Eso te alejaría del equilibrio y te mantendría en tensión, en el miedo y en el cuidado excesivo, y te afectaría a la paz mental. Vivimos en este planeta y no podemos mudarnos a una cápsula libre de sustancias donde todo sea perfecto. Podemos hacer lo que esté a nuestro alcance para reducir el impacto de estos tóxicos en el hogar; aun así, hay muchas cosas que escapan a nuestro control y otras de las cuales ni siquiera tenemos datos, así que calma. Como dice la famosa cita de Paracelso que retomaré más adelante en el capítulo «Conócete cada día un poco más y encuentra tu propia dosis»: «La dosis hace el veneno».

La OMS publicó una lista en la que aparecen cerca de un millar de sustancias consideradas disruptores endocrinos, entre ellas el bisfenol A, los ftalatos, los parabenos, el triclosán, alimentos como el azúcar o el alcohol, y muchas otras sustancias con nombres raros. Pueden estar presentes en los plásticos, pesticidas, tíquets térmicos, algunos desinfectantes, cosméticos y productos de higiene personal. Algunos son fáciles de retirar; otros pueden hallarse en el ambiente. Te dejaré algunas recomendaciones prácticas para ir aplicando con paciencia. Una vez que las automatizas, se vuelve sencillo:

- Evita tocar los tíquets térmicos que te ofrecen en las compras. Hoy todo llega al móvil; ojalá eliminemos pronto este sistema que en mi opinión resulta innecesario.

- Utiliza una botella reusable de acero inoxidable o plásticos libres de BPA; ahorrarás en botellas de agua y contaminarás menos.

- Limpia con un paño húmedo los cables de los equipos electrónicos y los rincones de la casa de esa pelusa que se forma.

- Usa productos de limpieza ecológicos o sustancias naturales como vinagre.

- Prioriza las frutas y verduras ecológicas siempre que puedas.

- Utiliza envases de vidrio para la comida, no de plástico.

Sembrar árboles, más espacios verdes para respirar

Muchos estudios nos hablan del impacto que tiene para el planeta sembrar más árboles. Sabemos que ayudan a reducir el efecto de las altas temperaturas, son pulmones naturales para el planeta y permiten la vida.

El simple hecho de tener más plantas y flores alrededor mejora nuestra calidad de vida. Soy consciente de que a veces nuestros horarios y el tiempo que pasamos fuera de casa no nos permiten cuidar de plantas o de un huerto urbano. Yo misma he de apuntarme que tengo que regar y cuidar las matitas de casa, porque si no se me olvida entre tantos quehaceres. Aun así, es un tiempo valioso para la salud. Ese ratito que estamos regando las plantas, podándolas, sembrando, es una terapia relajante. Muchas de mis pacientes usan la jardinería como una especie de meditación.

Las plantas, flores, hierbas aromáticas y árboles frutales embellecen nuestro entorno; nos regalan sus colores, aromas y frutos, y nos ayudan a trabajar la paciencia. Tengo un limonero que es como un miembro más de la familia. Para nosotros es un maestro de la vida. Nos ha demostrado que se puede sentir amor por un árbol; es generoso, abundante y agradecido. A partir de unas cuantas semillas he ido sembrando nuevos árboles. Ha sido una lección de paciencia. Tengo un pequeño limonero que llevo cuatro años cuidando y viendo crecer. Me recuerda una y otra vez que las cosas llevan su tiempo, que tenga paciencia y voluntad, y suelte la inmediatez.

La naturaleza es nuestra gran maestra. Mediante su majestuosidad nos enseña que la vida es un hermoso milagro y que las cosas más grandiosas están ocultas entre los detalles más sencillos.

ACCIÓN PRÁCTICA

✓ Agenda salidas a la naturaleza los fines de semana.

✓ Al menos una vez al mes intenta visitar un espacio natural nuevo o uno que ya conozcas y te guste mucho, y pon el móvil en modo avión.

✓ Diariamente ve al lugar más cercano y contempla la naturaleza en la forma que elijas: árboles, flores, pájaros, insectos; lo que te inspire más. Presta atención plena y disfruta del milagro que representa. Después de crear esta sencilla rutina, escribe tus sensaciones, y cuando ya lleves un tiempo cumpliéndola anota cómo te ha ayudado a mejorar la salud.

✓ Si nada de esto es posible para ti en este momento de tu vida, ponte vídeos de lugares naturales que desees conocer. Imagínate disfrutando como si estuvieras allí.

TRABAJA TODOS LOS ELEMENTOS DE LA ESTRELLA DE LA SALUD PARA LOGRAR UN ESTILO DE VIDA ANTIINFLAMATORIO

Sabemos que la inflamación silenciosa de bajo grado es la precursora de la mayoría de las enfermedades que nos roban calidad y años de vida. Un estilo de vida antiinflamatorio nos ayuda a eliminar de raíz la mayoría de las molestias, síntomas y problemas. Te enumero las claves a continuación:

- El ejercicio es una de las estrategias más efectivas para reducir la inflamación. Es cierto que inicialmente produce inflamación, aumento de los radicales libres, estrés oxidativo, etc., pero luego nuestro cuerpo reacciona generando citoquinas antiinflamatorias, reduciendo el cortisol y aumentando hormonas beneficiosas como las endorfinas, la serotonina y la oxitocina. Todo esto nos desinflama.

- Sigue las pautas de nutrición antiinflamatoria que hemos visto anteriormente, acompañadas de los suplementos que puedas necesitar (vitamina D, antioxidantes y omega 3, entre otros).

- Evita los alimentos proinflamatorios, como el alcohol, las harinas refinadas, el azúcar, las bollerías y los ultraprocesados.

- Prioriza el descanso de calidad.

- Practica la meditación o alguna disciplina contemplativa, calma la mente, vive el momento presente, practica la gratitud. Ve a terapia siempre que sea necesario.

- Cultiva las relaciones de calidad y los vínculos afectivos. Sé generoso con los abrazos, los besos, las caricias, las mascotas, el amor de pareja, la familia, la amistad; ten grupos que compartan tus intereses o aficiones.

- Expresa tus emociones con asertividad: expresa amor, practica el perdón, llora cuando lo necesites, practica la risoterapia, baila, escribe a mano, cultiva el altruismo, vive con propósito, vuelve a tu «para qué» una y otra vez.

- Equilibra tus hormonas si lo precisan: hormona tiroidea, terapia hormonal de la menopausia, fitoterapia, suplementación, adaptógenos; siempre en función de tu caso y tus necesidades.

- Relaciónate con la naturaleza con frecuencia: ve a la montaña, al bosque, a la playa, pasea por algún parque o jardín cercano.

Ten esta lista cerca siempre que puedas y revisa qué puedes mejorar con acciones sencillas.

SIETE TRANSFORMACIONES BASADAS EN MI MÉTODO
ESTRELLA DE LA SALUD PARA QUE TENGAS
UNA SALUD ESTRELLA DURANTE TODA TU VIDA

Cuando cambias tu identidad, cambias de raíz. En tus ratos de caminatas y contacto con la naturaleza, indaga en las creencias que te impiden construir esos hábitos que te ayudarán a sentirte plena.

1. Transfórmate de sedentaria a activa.

2. Transforma tu manera de alimentarte y tu relación con la comida.

3. Transfórmate en una persona que da importancia al sueño y a tener momentos de descanso y desconexión.

4. Transfórmate en una persona que escucha sus emociones y aprende a expresarlas y gestionarlas. Cuida de tus relaciones y de tu salud mental.

5. Transfórmate en una persona que cuida de su salud física, resuelve de raíz todo aquello que te impide vivir en armonía y busca el equilibrio hormonal.

6. Transfórmate en una persona que cuida de su espiritualidad, busca momentos de silencio, sabe lo que quiere y se conoce profundamente.

7. Transforma tu relación con la naturaleza, acércate a ella, ten contacto frecuente con ella y aprende de ella. Protégela. De la salud del planeta depende la salud de la humanidad.

Nosotras somos un todo y formamos un todo con el resto del planeta; nadie está aislado.

En la siguiente parte del libro te enseño cómo alcanzar estos objetivos de salud integral de manera sostenible y disfrutable; cómo integrarlos en tu vida de forma permanente para estar sana, fuerte y plena.

TERCERA PARTE

Transfórmate en tu yo saludable del futuro

Cada principio que encontrarás
a continuación representa un escalón
que te ayudará a alcanzar tu «salud estrella»

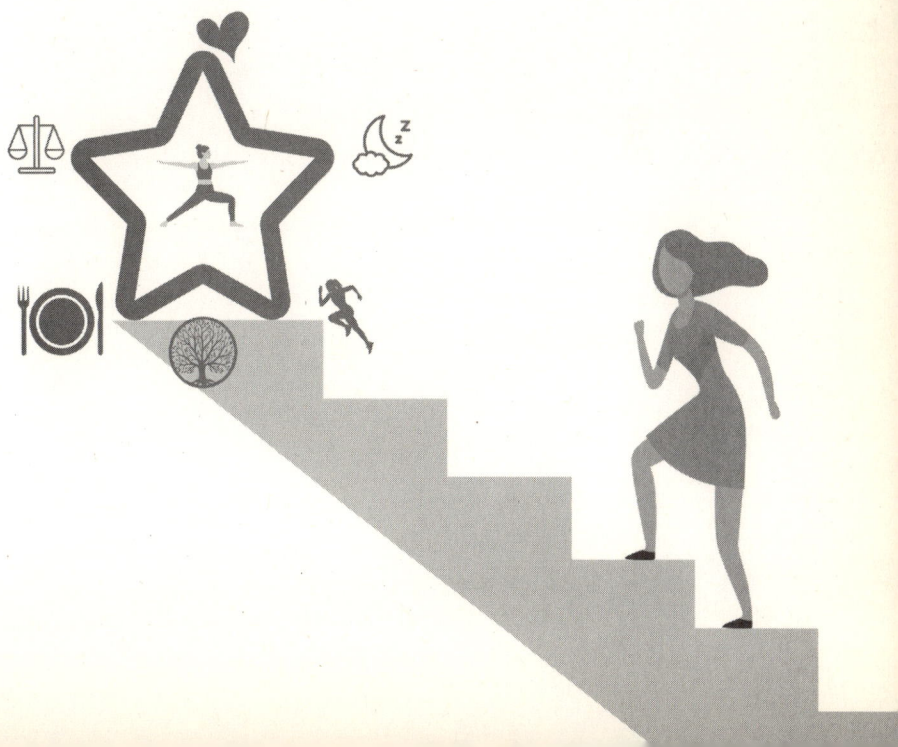

Encuentra tu «para qué»

La historia de María Luisa: dejó de fumar por amor incondicional

Mi suegra fumaba desde hacía muchos años. Había intentado dejarlo a través de varios métodos, pero siempre en vano. Sus hijos le hablaban con frecuencia acerca de los riesgos de seguir fumando. Le insistieron de mil maneras, trataron de convencerla por todos los medios de que lo dejara, pero nada funcionaba. La determinación tiene que salir de dentro; sin esa fuerza ningún cambio es sostenible. Nadie puede convencerte de cambiar si tú no estás realmente involucrada.

Cuando yo estaba embarazada, a punto de parir a mi primer bebé, ella viajó desde Venezuela para acompañarnos y cuidarnos antes y después del nacimiento. Siempre agradeceré sus atenciones en el posparto; en ese momento en que somos tan vulnerables, necesitamos que nos cuiden, nos acompañen y nos entiendan, sin juicios.

Mi marido le había insistido muchas veces en que tenía que dejar de fumar. Le explicó los riesgos de exponer al bebé incluso a la ropa impregnada con el humo del tabaco. Le impuso un protocolo que incluía lavarse las manos, cambiarse la ropa e incluso ducharse antes de tocar al bebé si venía de fumar. Todo esto le hizo reflexionar sobre su «para qué» más poderoso en ese momento, que era dar amor a su nieto, disfrutar del tiempo juntos, contemplar el que muchos llaman «el postre de la vida».

Aún recuerda con orgullo el lugar donde fumó su último cigarro el día que nació el bebé. Hoy, doce años después, no ha vuelto a encender un solo cigarro, aun teniendo varios amigos fumadores y habiendo pasado por situaciones desafiantes. El amor tan fuerte que sentía se transformó en su «para qué» y le permitió comprometerse consigo misma y mejorar su salud futura. Además, aumentó su autoconfianza, porque fue consciente de lo que era capaz de conseguir cuando creía en ella misma.

María Luisa no volvió a fumar nunca más. Este es un objetivo primordial de salud si eres fumadora. El tabaco aumenta la mortalidad en un 40 %. Es una adicción muy fuerte, un auténtico veneno para el cuerpo, pero legal y socialmente aceptado. Sin embargo, solo tiene efectos negativos para la salud, para el medio ambiente, para la humanidad. El tabaco afecta considerablemente a la salud femenina. Aumenta el riesgo de varios tipos de cáncer, como el de pulmón, el de mama, el de vejiga o el de colon. Puede afectar a la fertilidad, ya que incrementa el estrés oxidativo y eso contribuye a «envejecer» nuestros óvulos. También se ha demostrado que puede acelerar la edad de la menopausia. Así pues, un gran regalo de salud integral femenina que puedes y debes hacerte si fumas es abandonar de manera definitiva esta adicción.

Mucha gente ha oído que fumar es malo; sin embargo, no saben cómo dejarlo. Es una adicción. Muchas personas saben que necesitan hacer más ejercicio físico, y a pesar de ello no encuentran la motivación que las ayude a comenzar. Asimismo, hay mucha gente que quiere alimentarse de manera más saludable, comenzar a meditar, dormir más o empezar a entrenar la fuerza. Sabemos qué deberíamos hacer, pero cómo empezar y mantener todos esos hábitos que construyen la salud es lo que nos cuesta más.

Existen tratamientos que pueden ayudarte a dejar de fumar. Es importante que pidas ayuda a tu médico de cabecera para que te los indique y te acompañe en el proceso. Hay pastillas, parches, apoyo psicológico y otros tratamientos para que logres dejar de fumar de manera definitiva. No olvides crear un compromiso y hacerte la pregunta más importante de todas: ¿para qué? Sin ninguna duda, en dejar de fumar todo son ventajas, y tu yo saludable del futuro estará muy agradecido de que hayas dado ese gran paso hacia tu salud integral.

Siempre hablo del «para qué». Lo describo como eso que te ayuda a levantarte de la cama, que te da fuerzas cuando no tienes ganas de entrenar, que te dice: «¡Venga, va, aunque solo sea un poco!», que cuando piensas en ello te ilumina la mirada y te arranca una sonrisa espontánea. El «para qué» es tu motivo más profundo para cuidar de tu salud, para seguir con tus rutinas día a día. Es lo que mantiene tu voluntad a pesar de no ver resultados inmediatos. Todos tenemos nuestro «para qué», solo que algunas veces necesitamos encontrar ese espacio para escucharnos y descubrir qué queremos hacer realmente con nuestra vida. Por eso pienso que la espiritualidad es una parte importante de la salud integral, porque nos permite encontrar esas respuestas trascendentales que todos hemos buscado.

El «para qué» nos conecta con el amor en el sentido más puro: el amor hacia tu vida, hacia tu familia —sea un hijo o una hija, tu pareja, tu madre o tu padre—, hacia una amiga, una mascota, una causa por la que estés trabajando, la naturaleza, una versión de ti más evolucionada que sea capaz de disfrutar de la vida con plenitud. Cuanto más conectemos con el amor, más fácil será abandonar lo que nos hace daño. Tu «para qué» puede ser:

- Quiero vivir muchos años sana y fuerte para ayudar a mis padres, a mi madre que está enferma y me necesita.

- Quiero valerme por mí misma, ser autónoma hasta el final de mi vida, sin necesitar a nadie que me cambie pañales o me levante de una silla.

- Quiero disfrutar junto a mi pareja de la tercera edad en buenas condiciones, hacer esos viajes juntos, visitar los museos que tenemos pendientes, recorrer andando esas ciudades.

- Quiero que mis hijos puedan disfrutar de mí durante mucho tiempo, poder apoyarlos en sus estudios, compartir tiempo de calidad juntos, que no tengan que hacerse cargo de su madre enferma.

- Quiero seguir aprendiendo, estudiando y desarrollándome, y para eso necesito una mente clara y sana.

- Quiero enseñar todo lo que he aprendido en estos años, seguir compartiendo mis conocimientos en beneficio de la humanidad.

- Quiero vivir con gratitud, salud plena, fuerza y vitalidad cada día de mi vida.

- Quiero dar a las personas que lo necesitan una parte de lo que he recibido en mi vida, ayudar a otras personas mediante una ONG o un proyecto.

- Quiero seguir trabajando en mi propósito profesional, en mi emprendimiento; hacerlo crecer y desarrollarlo para que esa visión que he tenido se expanda.

En el sentido más responsable, entendiendo que somos una sociedad y todos nos necesitamos, es nuestro deber mantenernos sanos para poder aportar nuestros dones en beneficio de los demás.

Enfermas no podemos ayudar a nadie, ni a nosotras mismas ni a nuestros seres queridos. El mejor camino para ayudar es cuidar de nuestra salud primero.

Estos son solo algunos ejemplos. Tu tarea es identificar el tuyo. Si no lo encuentras, busca momentos de introspección, silencio, calma y contacto con la naturaleza para conseguir las pistas que te lleven a la respuesta.

ACCIÓN PRÁCTICA

Busca un momento del día para dar un paseo, meditar y escribir, y define tu «para qué». ¿Qué es eso que te impulsa a querer cuidar de tu salud? Escríbelo en tu cuaderno de la estrella de la salud y vuelve a leerlo cada vez que lo necesites.

Encuentra el chispazo que necesitas

A la mayoría nos ha pasado que, en algún momento de nuestra vida, una conversación, un libro, un comentario inocente, la historia de una amiga que enfermó… despertó en nosotras algo que nos removió por dentro. Es la primera vez que pensamos seriamente: «No puedo seguir viviendo así, quiero cambiar». Necesitamos pasar a la acción.

Ese chispazo, como me gusta llamarlo, abre la puerta a un mundo de bienestar. Comenzamos a buscar respuestas y soluciones, y una vez que empezamos no hay vuelta atrás. Nuestro nivel de conciencia respecto a la salud cambia; nos damos cuenta de todo lo que podemos mejorar y del poder de nuestros hábitos.

El caso de Céline

Céline había salido esa mañana al trabajo con prisa, como cada día, pues llegaba tarde. Se había quedado dormida porque había apagado varias veces la alarma del despertador. Quería ir al gimnasio, pero ya no le daba tiempo. En realidad, llevaba bastante intentando hacer algo de ejercicio, pero no conseguía despertarse antes para que le diera tiempo a entrenar.

Tenía mucho trabajo; salía estresada con tantas obligaciones. Para despejar un poco la mente se iba con su marido a tomar unas cervezas al final de la tarde, acompañadas de unas tapas. Luego llegaban a casa, veían su serie favorita y pasaban un buen rato en el sofá, por lo cual se acostaban bastante tarde.

Esta falta de sueño les impedía poner en marcha los hábitos saludables que ambos tenían pendiente comenzar: hacer más ejercicio físico, tener una rutina de descanso, leer un poco más, comer de manera más saludable y reducir el consumo de alcohol. Esa procrastinación de su bienestar preocupaba mucho a Céline.

Se sentía perezosa y sin fuerza de voluntad, lo que la frustraba. Se decía a sí misma que el lunes empezaría y que ya no había más excusas, que no podía seguir así. Céline amaba leer, especialmente en francés, su idioma favorito. «Algún día retomaré las clases de francés y leeré todos esos libros que sueño con leer», pensaba.

Por aquellos días, mientras rumiaba cómo encontrar un plan para crear su rutina saludable, se reunió con un grupo de amigas de hacía muchos años. Una de ellas le contó que sufría una enfermedad autoinmune. Le explicó todos los cambios que había tenido que implementar en su estilo de vida y lo mucho que la estaban ayudando. Su otra amiga bebía mucho alcohol y comía de forma poco saludable, no hacía nada de ejercicio y se quejaba de la poca energía que tenía. «Me hago mayor, son los años», decía con resignación.

En cambio, tenía otro grupo de amigas de la misma edad que quedaban para ir a entrenar juntas, habían creado un grupo de lectura y dedicaban tiempo a aprender otras aficiones, como cocina saludable. Céline las miraba con admiración. Las veía radiantes, con ilusión y ganas de vivir, activas, comprometidas con su salud, enamoradas de su vida. No pudo evitar verse reflejada en ese espejo. Vio con claridad los resultados de un estilo de vida saludable. Ese fue el chispazo que necesitaba para pasar a la acción y comprometerse con su salud, crear sus rutinas saludables y mejorar su estilo de vida.

Ese mismo día dejó preparada la ropa y el equipo para ir al gimnasio a la mañana siguiente. Se dio cuenta de que necesitaba crear un compromiso consigo misma para acostarse más temprano. Lo que la estaba saboteando era la falta de sueño. Era incapaz de despertarse cuando no dormía al menos siete horas, así que identificó el problema y buscó una solución. Su «para qué» eran su hija, su familia, poder disfrutar de viajar juntos con calidad de vida hasta muy mayores. En eso se enfocó, y se ofreció como «premio» apuntarse a clases de francés si conseguía ir a entrenar cuatro veces por semana, como antes; reducir el alcohol a mínimos; y sobre todo acostarse a las 23.00 todas las noches, sin falta.

Una vez que habían cenado en familia, acostaba a su hija y dejaba las cosas listas para ir a entrenar. Sobre las 22.00 se preparaba una infusión de manzanilla o valeriana, se sentaba cómodamente con las luces tenues y música relajante de fondo, y leía un libro en francés. Era todo un regalo de bienestar que disfrutaba mucho. Cerraba el día con gratitud, orgullosa de la vida que estaba creando y de hacer lo que realmente quería con su vida, de transformarse en la mujer saludable que deseaba ser.

Al irse a dormir más temprano, todo cambió. Fue el hábito madre que necesitaba crear. Lograba despertarse sin postergar la alarma. Se vestía y se iba al gimnasio sin negociarlo mucho con su mente, casi sin pensar. Así creó el hábito del ejercicio de fuerza, y con este vino una cadena de cambios positivos. Se apuntó a las clases de francés, momento del día que adoraba. Se sentía fuerte, de buen humor, segura, animada, dormía profundamente, tenía ganas de hacer planes y de disfrutar de la vida. Su energía había cambiado.

La sociedad nos empuja permanentemente a los malos hábitos. Todo está diseñado para que tengamos un exceso de confort, un exceso de comida, de estrés y de distracciones que poco a poco nos roban la salud sin que apenas nos demos cuenta. Tendemos a pensar que es lo normal, que todo el mundo está igual, que la vida es así. Un buen día descubres lo mucho que mejora tu calidad de vida si te mantienes alejada de todo eso que te enferma y que te matará lentamente: el tabaco, el alcohol, el exceso de estrés, el sedentarismo, la falta de sueño, los maratones de series en la televisión hasta las 2.00 de la madrugada acompañados de sus patatas fritas y su cerveza, la queja continua sin acción, los ultraprocesados o la falta de exposición a la luz natural, entre otros factores que hemos ido normalizando.

Este estilo de vida sin duda conduce a la enfermedad. Es el precursor de las dolencias que nos matan actualmente, como la diabetes tipo 2; las enfermedades cardiovasculares, degenerativas y mentales; la obesidad; e incluso el cáncer. Además, estos hábitos que tanto nos perjudican nos roban la energía, la ilusión, la posibilidad de vivir una vida plena, y nos vuelven frágiles y apáticas, y por si fuera poco nos hacen llegar a pensar que «es lo que toca» cuando nos hacemos mayores.

Cuando experimentas lo bien que sienta un estilo de vida saludable, te das cuenta de lo que realmente necesita tu cuerpo. De lo agradecido que es. No tienes que tirar de la fuerza de voluntad porque lo haces por convicción, conectas contigo y entiendes tus verdaderas necesidades.

Tu chispazo puede proceder de distintos canales: un pódcast que escuchaste y te hizo reflexionar, un directo de Instagram, el comentario de una amiga, un libro sobre salud que llegó a tus manos (espero ser tu chispazo) o quizá un sínto-ma o una enfermedad que te impiden disfrutar de la vida. Sin duda alguna necesitamos encontrar inspiración: algo o alguien que despierte en nosotras esas ganas de cambiar los hábitos poco saludables que venimos arrastrando durante años. Es posible, tú también puedes hacerlo. Te aseguro que es el mejor regalo de bienestar que puedes ofrecerte. Tu yo saludable del futuro te agradecerá todo lo que puedas comenzar a hacer desde hoy para vivir una vida plena en mente, cuerpo y espíritu.

ACCIÓN PRÁCTICA

Reflexiona unos minutos sobre lo siguiente:

✓ ¿Qué hábito te gustaría cambiar que supondría una diferencia?

✓ ¿De qué manera puedes ponerte más fácil crear este hábito?

✓ ¿Qué «premio» te puedes ofrecer que te ayude a motivarte para empezar a cumplirlo?

Reflexiona sobre ello mientras das un paseo por un parque o algún entorno natural, o escríbelo en tu cuaderno o libreta de la estrella de la salud.

Tu entorno como aliado o gran saboteador

El caso de Cintia

Cintia acudió a mi consulta con el deseo de mejorar todos los síntomas que estaba produciéndole la transición a la menopausia. Tenía sofocos que la despertaban con frecuencia, y se sentía hinchada, con digestiones pesadas, cambios de humor, tristeza, falta de energía y disminución de la libido. Comenzamos a trabajar con la estrella de la salud. Después de conversar con ella y conocer su estilo de vida, sus costumbres y sus rutinas, nos pusimos manos a la obra para lograr un cambio sostenible de varios hábitos que la alejaban de sus objetivos de salud a largo plazo.

Tenía muy claros sus «para qué». Había logrado trabajar el autoconocimiento y sabía identificar con claridad qué la ayudaba y qué la perjudicaba, y tenía muchos recursos. Antes entrenaba con frecuencia. También meditaba, pero había ido dejándolo en los últimos años. Le gustaba leer sobre bienestar y salud, escuchaba pódcast y había hecho algunos cursos de nutrición saludable y cocina antiinflamatoria. Estaba dispuesta a seguir construyendo su salud integral en cuerpo, mente y espíritu.

Me explicó que retomar los hábitos saludables le estaba costando mucho esfuerzo porque las personas con quienes compartía la mayor parte del tiempo tenían hábitos muy diferentes y no la apoyaban. Al contrario, cuestionaban permanentemente sus elecciones: le hacían sentir que estaba obsesionada con la salud, que se había vuelto una aburrida y que ella antes no era así. Me explicaba:

«Hago la compra con los ingredientes que necesito para las recetas saludables, pero mis hijos y mi marido no quieren comer verduras; dicen que he cambiado las reglas de la casa y que todos esos cursos que he hecho me están lavando el cerebro. Cuando mi marido hace la compra, todo mi esfuerzo se va por la borda. Compra puros ultraprocesados, productos ricos en azúcar, bollería, harinas y casi nada de lo que mi cuerpo necesita.

»Por otro lado, cada vez tolero peor el alcohol; ya no lo disfruto. Sé que cuando bebo me aumentan los sofocos y siento menos lucidez mental; hasta mi humor se vuelve más depresivo. Mi sueño es muy superficial, descanso peor y me duele la cabeza al día siguiente. Pero acabo accediendo a beber algunas copas porque, si no, me voy a quedar sin amigas. Cada vez que quedamos, el plan suele ser ir a un bar, tomar unas copas y comer fritangas cargadas de sal y grasas que me hinchan el abdomen; me inflamo, tengo digestiones pesadas y una terrible sensación de estar viviendo con una falta de coherencia que me aleja de quien quiero ser. Todos me hacen sentir que soy yo la que está equivocada. Cuando intento poner mis límites y explicar qué quiero hacer, me responden con frases del estilo: "Esto es lo normal, lo que hace todo el mundo", "No te va a pasar nada por unas copitas", "Eres una exagerada; la obsesión es mala para la salud", "Te estás haciendo mayor y estás llenándote de manías", "Cuando te conocí no eras así". He pensado en dejar de quedar con mis amigas para evitar este tipo de situaciones y no tener que argumentar lo que me conviene por salud ni ser el punto de mira de la conversación, aquella a la que todos cuestionan. En los últimos años varias de mis amigas sedentarias han tenido problemas de salud que achacaban a la mala genética, que en su familia siempre había sido así. A una de ellas le diagnosticaron hipertensión arterial, y a otra, resistencia a la insulina. Me da pena, pero yo no puedo cambiar sus creencias, ni me corresponde explicarles cómo mejorar su estilo de vida a menos que ellas lo decidan.

»Lo que llevo peor es la situación en mi hogar, porque mi marido y mis tres hijos son las personas a quienes más amo y con quienes convivo la mayor parte del tiempo. Me preocupa su salud a largo plazo, los hábitos que están adquiriendo mis hijos y la salud de mi marido. Él no lo acaba de entender. Me siento como si los controlara permanentemente: qué comen, qué compran, que hagan ejercicio, que se acuesten temprano, como si fuera un policía; es muy incómodo para mí.

»Me preocupa mucho no estar bien. Mi calidad de vida se ha deteriorado, y mi salud futura también lo hará si no tomo las medidas correctas. Me frustra pensar que no puedo cambiar lo que hace mi entorno. Su falta de conciencia me afecta y no tengo control sobre sus decisiones. Me siento atrapada en una mente consciente rodeada de gente que piensa que comer mal, no moverse, trasnochar, beber alcohol, fumar y quejarse todo el rato es lo normal. A veces pienso que dejarme llevar es lo más fácil. Hacer lo que hace la mayoría, sin tanto cuestionamiento. Quizá deba resignarme No lo sé, estoy enfadada. He pasado muy mala noche; gracias por escucharme. Me gustaría saber qué me aconsejas para sobrellevar el hecho de que mi entorno esté en contra de mi objetivo de transformarme en mi yo saludable del futuro».

En ese momento abracé a Cintia. Ella estaba a punto de llorar. Todo este asunto la tenía frustrada y ese día había amanecido más sensible.

Lo que estaba impidiéndole lograr sus objetivos de salud y bienestar integral era su entorno. Las personas con las que pasaba más tiempo no la apoyaban con sus nuevos hábitos, un asunto con el que me encuentro con mucha frecuencia en mi consulta y en las redes. Mujeres que quieren mejorar su nutrición, hacer más ejercicio, beber menos alcohol, dejar de fumar; que ya no encuentran placer en trasnochar; que han

descubierto placeres e intereses que las llenan y las compen-
san más, de repente se sienten atrapadas en un entorno que
no las apoya; al contrario, las cuestiona y las hace sentir «bichos
raros», frikis de la salud y obsesionadas con el estilo de vida
saludable.

Debemos tener muy claro que lo que hace la mayoría no
es necesariamente lo mejor. Por eso es tan importante el autoconocimiento, porque nos permitirá saber qué nos ayuda y
qué no. Nos hacen falta momentos de soledad para alcanzar
ese conocimiento profundo de nosotras mismas e ir encontrando nuestras dosis, como te explicaré más adelante.

Cuando descubrimos los hábitos que nos permiten vivir
con plenitud, bienestar y salud integral, debemos ser capaces
de sostenerlos para toda la vida, y eso implica mantenernos
firmes y mostrar convicción, defender nuestra postura respetando la de los demás. Ya sabes que cada ser humano es único y no podemos ni debemos controlar lo que piense todo el
mundo. Sería un trabajo agotador e inútil.

Lo que sí podemos hacer es enfocarnos en lo que está bajo
nuestro control, en lo que depende de ti y de mí. Tú sabes
que hay muchísimas cosas que podemos hacer a diario para
mantener la salud; has ido aprendiéndolo a lo largo de estas
páginas. Entonces, soltemos lo que no dependa de nosotras
y dejemos que cada uno tenga su libre albedrío. De lo contrario nos convertiremos en unas amargadas. Nadie quiere
estar con una persona que juzga y critica permanentemente
los hábitos de los demás como si fuera dueña de la verdad.

En cuanto al entorno, hay varios niveles en los que sí podemos actuar para cambiarlo a nuestro favor. A veces puede
implicar distanciarnos un poco de algunas personas. Es muy
difícil mantenerse en un círculo social con el que ya no se

tiene nada en común; las personas cambiamos, evolucionamos a lo largo de la vida. Tenemos amigos de hace muchos
años que quizá conocimos cuando éramos de otra manera,
teníamos otros hábitos, otras creencias, etc., y ahora nos damos cuenta de que ya no nos une prácticamente nada.

La vida está llena de cambios y vamos fluyendo con ellos.
Si tu entorno no te ayuda a evolucionar, no te aporta nada y
no te hace mejor persona, lo natural es que busques rodear-
te de nuevas personas que compartan tus intereses, aficiones,
deportes, estilo de nutrición, valores, etc. Si le has explicado
a una amiga que ya no vas a beber alcohol porque te hace
daño, afecta a tu salud o simplemente porque no quieres,
y ella insiste, esa persona no está respetando tus decisiones ni
tus límites. A algunas personas les asusta que cambiemos.
Nos conocieron de una manera y el hecho de que cambiemos las lleva a cuestionarse su propia vida. Lo que les molesta es precisamente eso, que nuestros nuevos hábitos son una
invitación a replantearse la manera en la que viven.

Sin embargo, debemos intentar salir del juicio hacia otras
personas. No nos corresponde enseñarles cómo deben vivir, di-
rigir su vida ni cuestionar sus hábitos. Meternos en ese rol de
dueñas de la verdad, lejos de acercarnos al bienestar, nos aleja-
rá de él. Recuerda ser flexible: en un estilo de vida saludable
hay lugar para todo con moderación, buscando siempre el equilibrio. A veces es mejor para nuestra salud integral quedar con
nuestras amigas y comernos una pizza que decir que no porque
esa pizza no es un alimento saludable. Cultivar relaciones de calidad es tan importante para la salud futura que permitirnos
disfrutar de ese momento juntas sin tanta rigidez compensa que
un día puntual comamos cosas menos saludables. Todo pasa
por buscar el equilibrio.

La paz la encontraremos cuando logremos entender que cada uno decide cómo vivir, siempre y cuando respete nuestras decisiones. Muchos días tocará negociar un poco en casa. Intenta siempre dejar de lado las prohibiciones, los conflictos y la rigidez. El mejor ejemplo para nuestros hijos, pareja, amigos y otros familiares en cuyo estilo de vida queramos influir de manera positiva es mantener nuestros hábitos con voluntad y convicción. Cuando tenemos buenos resultados salta a la vista. Las otras personas se interesan en preguntarnos sin que seamos nosotras las pesadas que dan consejos no solicitados. Cuando te ven saludable, vital, fuerte, llena de energía y actuando con determinación, quienes te rodean se interesan en preguntarte qué estás haciendo, cómo logras mantener tus entrenamientos, de dónde sacas la fuerza de voluntad, cómo lograste mejorar tu alimentación, por qué estás relajada o cómo lo haces para llegar a todo. En ese momento te conviertes en una influencia positiva para ellos.

Es mejor hacer un trabajo de hormiguita, día a día, sin tanto ruido, y que tus propios resultados sean la explicación que quieres dar a los demás sobre tu estilo de vida. De esta manera entenderán por qué estás tan convencida de lo que haces. Preocúpate menos por los demás y más por cumplir tus compromisos contigo. Recuerda que, si tú estás bien, podrás ayudar a los demás a estar mejor, hacer mejor tu trabajo y disfrutar plenamente de la vida.

Con tu pareja te tocará negociar un poquito, buscar puntos medios, complacerla de vez en cuando e ir explicándole tu manera de ver las cosas, tus deseos, tus proyectos. Es mucho más fácil lograr acuerdos desde el amor y el respeto que desde el conflicto y la confrontación; además, estos alteran la armonía familiar.

Con respecto a tus hijos, piensa que te observan todo el día. A veces no nos damos cuenta, pero ellos se fijan en todo lo que hacemos y decimos. Nuestro ejemplo los marca profundamente. Un día te sorprenderá cómo todo lo que les enseñas a diario no ha sido en vano. Educamos desde el ejemplo.

Cintia reflexionó mucho y decidió manejar la situación desde otra perspectiva. Soltó la necesidad de control sobre las demás personas, el juicio y el victimismo. En el fondo, ella culpaba a su entorno de sus síntomas y de no poder cumplir con sus hábitos saludables. Cuando se dio cuenta, decidió enfocar sus esfuerzos en sus propios actos, en lo que dependía de ella, y soltar el control sobre los demás. Se concentró en mantener sus rutinas y adaptarlas a la vida familiar, e insistió en educar a sus hijos sobre nutrición, deporte, meditación, descanso y estilo de vida saludable sin caer en la rigidez. Negoció con su marido tener un día a la semana para una comida o cena un poco más relajada, y él entendió que ella no quería beber alcohol.

Siempre se pueden buscar alternativas más saludables a nuestras viejas costumbres sin renunciar a la diversión ni al disfrute. Cintia ha encontrado recetas saludables muy sabrosas que gustan a toda la familia y aprendió a preparar cócteles sin alcohol que ahora su marido disfruta también, lo que le llevó a reducir la cantidad de alcohol que bebe. Continúa reuniéndose con algunas de sus antiguas amigas y compañeras de trabajo, que entienden y respetan sus límites sin cuestionarlos. Ha decidido dejar de verse con algunas personas con las que ya no siente ninguna afinidad, que hacen bromas pesadas sobre su estilo de vida o con las que sencillamente no tiene ningún aspecto en común.

Todo este desafío la ha ayudado a reorganizar su agenda, su tiempo libre, sus hobbies y sus afinidades. Se ha apuntado a un grupo de entrenamiento de fuerza al aire libre y a un club de lectura. También se ha apuntado a un taller de cocina saludable. A través de estas actividades ha ido conociendo a gente que comparte sus gustos e intereses, y ha aprendido mucho. Vamos evolucionando; es válido buscar lo que se alinea con nuestro bienestar sin sentir culpa ni aferrarnos a querer cambiar lo que no podemos.

La vida es cambio permanente, no somos las mismas, o al menos pienso que no deberíamos serlo. Si evolucionamos, cambiamos. Y hemos venido a evolucionar, a experimentar, a transformarnos. Es válido ver las cosas desde una nueva perspectiva. Recuerda que tu misión es buscar siempre tu bienestar físico, mental y espiritual.

En este viaje que es la vida, a medida que descubramos destinos, vivamos experiencias y conozcamos a personas que vengan a enseñarnos cosas nuevas nos daremos cuenta de que vamos creciendo, cambiando, evolucionando. Iremos soltando equipaje que ya no necesitamos para ir más ligeras, dejaremos de tolerar muchas cosas y soltaremos también la necesidad de seguir siendo quienes ya no somos para transformarnos en quienes deseamos ser.

ACCIÓN PRÁCTICA

Te dejo esta reflexión para que la hagas durante una caminata:

✓ ¿Tu entorno actual te ayuda a mantener tu estilo de vida saludable?

✓ ¿Hay algo que puedas hacer para que tu entorno no afecte negativamente a tus hábitos?

Comprométete

Una de las mayores dificultades que experimentan mis pacientes y seguidoras para incorporar hábitos más favorables para la salud es mantenerlos a largo plazo. Solemos empezar con mucho entusiasmo y ganas, pero al cabo de un tiempo, casi sin darnos cuenta, volvemos a los viejos hábitos y abandonamos. Una de las claves para mantener esos cambios está en el compromiso que tengamos con nuestro yo saludable del futuro. Comprometernos nos ayuda a levantarnos cada vez que nos cansamos, cuando las cosas parecen perder el sentido, cuando no vemos los resultados de los cambios, cuando estamos cansadas o tenemos un mal día. Es el compromiso el que nos mantiene en pie cuando sentimos que no podemos más.

Para lograr cualquier cosa que nos propongamos, necesitamos comprometernos con nosotras mismas.

Hace varios años, en 2018, mi marido y yo nos apuntamos a correr el Maratón de París. Amo la distancia del maratón. Me parece una gran oportunidad para trabajar la mente incluso más que el cuerpo. Todos esos kilómetros me permiten reflexionar sobre muchas cosas, agradecer, trabajar para vencer la incomodidad, darme cuenta de que soy capaz de mucho más de lo que imagino. En esa ocasión me apunté porque una amiga me animó. Cuánto se lo agradezco a Emma. Esas decisiones que nos dan un poco de miedo y vértigo al tomarlas suelen ser las que nos hacen crecer y acumular experiencias transformadoras.

Entrenamos durante los cuatro meses previos y nos preparamos para ir los cuatro a París: mi marido, nuestros dos hijos y yo. No te niego que unos días antes estaba llena de dudas; pensaba que estaba un poco loca por meter a mis hijos en esa clase de planes, por sacarnos tanto de la zona de confort e inventar ese tipo de complicaciones adicionales. Unos tíos y una prima de mi esposo, muy amorosos y generosos, nos ofrecieron su amable ayuda para encargarse de nuestros hijos y cuidarlos durante las horas que duraba el maratón, más llegar a la salida y volver al hotel.

Cuando estábamos ya en París fuimos directamente a la feria del corredor. Es una de las mayores diversiones de los corredores de maratones: recorrer los *stands* de ropa deportiva y las distintas atracciones que reúnen este tipo de ferias enormes, y empezar a respirar ese ambiente que nos gusta tanto, de tan buena energía deportiva y algo de nervios. Comenzábamos a ser conscientes de que efectivamente íbamos a recorrer París al cabo de unas horas.

La medalla de *finisher* de ese año era hermosa, dorada y con la cinta de la bandera de Francia. Mi hijo la vio en la exhibición y me dijo: «Mamá, ¡la medalla es de oro! ¡Qué bonita!». Yo le dije: «Hijo, te la voy a traer mañana; te la pondré al llegar de la carrera, te lo prometo». Estaba muy ilusionado con la idea de que sus padres ganaran esa medalla.

Al día siguiente fuimos hacia la salida del maratón, tal y como teníamos previsto. Fue muy emocionante estar allí, un verdadero privilegio y una experiencia inolvidable. Ya desde temprano hacía calor. Los corredores tenemos el dicho de que, si en la salida no pasas frío, la carrera será un infierno. Literalmente fue así, y no era nada habitual en París. Por el contrario, esperábamos que lloviera o hiciera frío; era abril y eso era lo habitual en la ciudad en esa época del año.

Corrimos a unos 27 °C de promedio. Nos moríamos de calor. Nuestra preparación para el maratón transcurrió entre invierno y comienzos de primavera, con frío y lluvia, nada comparado a aquel clima. Si bien es cierto que soy venezolana y en mi tierra natal acostumbraba a entrenar con mucho calor, todos estos años viviendo en España me habían hecho mucho más tolerante al frío que al calor en lo que a correr respectaba.

Sufrimos mucho durante ese maratón. Allí conocí el poder de la mente. Empezamos muy fuertes y emocionados con la salida. Creo que nos dejamos llevar por las masas. Cometimos el clásico error de salir a un paso más rápido del que habíamos entrenado, lo cual suele pasar factura. Me gusta correr de menos a más, empezar despacio hasta encontrar mi ritmo. De ahí en adelante es cuando me siento fluyendo, entro en una especie de euforia, me noto poderosa y afortunada a la vez. Voy poniéndome pequeñas metas mentales y eso me ayuda a avanzar sin pensar en lo que me falta.

En París todo fue distinto. Alfredo quería pararse cerca del medio maratón para descansar un poco. Se había hecho daño en un tobillo al tropezar con el separador de la acera, que por suerte no le provocó una caída, pero lo dejó un poco afectado. Le dije: «Si paramos ahora, no podremos terminar; queda la mitad de la carrera». Siguió un poco más. Al cabo de un par de kilómetros comenzó el sufrimiento. Paramos muchas veces, y cada vez más seguidas.

El calor nos estaba afectando mucho. La mente me estaba traicionando, lo cual no es habitual en mí. Cuando yo sentía que no podía más, Alfredo me animaba, y viceversa. Esa carrera me reiteró lo fuertes que somos como equipo. Fue una experiencia fortalecedora para nosotros como pareja. Nos apoyamos mutuamente durante todo el recorrido.

Hacía tanto calor que los bomberos hicieron acto de presencia y ayudaron colocando grandes recipientes de agua fría en las mesas de avituallamiento para meter la cabeza. También nos rociaron agua con las mangueras, lo cual era de agradecer. Entre charcos, zapatos mojados y pausas cada vez más seguidas logramos llegar juntos al Bois de Boulogne, un parque por donde transcurrían dos de los últimos kilómetros del maratón hasta alcanzar el mítico Arco de Triunfo.

Una de las anécdotas más bonitas que recuerdo fue que al inicio pensaba que sería capaz de mejorar mi tiempo de maratón. Soy una corredora lenta y no me avergüenza decirlo porque parte del disfrute que encuentro en las carreras es saborear cada momento, las imágenes que veo, los corredores tan diferentes que encuentro en el camino, la gente animando, los paisajes de las ciudades, ya que al final son los recuerdos que me llevaré. Si tengo que correr más rápido para mejorar mis tiempos y perderme todo eso, para mí pierde el sentido. Dejo de disfrutarlo. Aun así, siempre me hace ilusión mejorar con respecto a mi anterior tiempo, al menos un poquito. Cuando me di cuenta de que esa vez no sería posible, dije: «Toca disfrutar de los paisajes de París». Empecé a hacer fotos y a contemplar las escenas y personas a nuestro paso.

Había un túnel en el trayecto que todo el mundo describía como una tortura y un lugar nada atractivo, y sin embargo para nosotros fue un alivio increíble. Durante un par de kilómetros descansamos del sol ardiente y el calor, y eso nos ayudó mucho. En el Bois de Boulogne sentí más que nunca que no era capaz de terminar; a pesar de estar tan cerca de la meta, mis pies se negaban y Alfredo fue mi bastón. En ese momento vino a mi mente el compromiso que había asumido con mi hijo de llevarle la medalla de oro. Pensé en todo el esfuerzo que habíamos hecho para llegar hasta ahí, el dinero que habíamos invertido en los pasajes y el hotel, la ayuda de los tíos y la prima, las horas de entrenamientos de los meses previos. ¿Cómo iba a decirles a mis hijos que no había sido capaz de terminar? Mi salud estaba bien, no corría ningún riesgo; era capaz de hacerlo. Era la mente la que me estaba diciendo que me rindiera.

Lo que me hizo seguir fue el compromiso con mis hijos, con mi esposo, con todas las personas a las que había contado que estaba entrenando, con mi amiga Emma que me daba apoyo, con mis seguidoras que sabían que estaba preparándome para correr en París, y el más importante de todos, el compromiso conmigo misma. Quería demostrarme que era capaz de terminar la distancia, llevarme todos esos aprendizajes para mi vida y para compartirlos hoy aquí contigo mientras lees estas líneas.

Logramos terminar. Lloré como una niña. No fue nada fácil; sin embargo, finalmente lo logramos. Fue una experiencia que atesoro, que intento recordar cada vez que tengo dudas sobre mí misma, sobre si seré capaz de algo.

Comprométete. Da tu palabra y haz todo lo necesario para cumplirla. Verás que puedes más de lo que creías. Que los límites suelen estar mucho más allá de donde imaginabas, y que la incomodidad te hace crecer en mente, cuerpo y espíritu.

Hoy doy gracias a la vida por toda esa gente y esos propósitos con los que he decidido comprometerme porque me han ayudado a aprender muchas cosas.

Si quieres cambiar hábitos, empezar a hacer ejercicio, mantener la regularidad de tus entrenamientos, comer de manera más saludable, dormir mejor, meditar a diario, hablar con un lenguaje más positivo, dejar de fumar, beber menos alcohol, gestionar mejor el uso de las redes sociales, cuidar de tus amistades o lo que sea que necesites mejorar, comprométete.

En todo camino para alcanzar un resultado que anhelamos, un cambio de hábito, un objetivo de salud, habrá días más difíciles, días en los que nos apetezca menos, días en los que nos sintamos estancadas, sin ganas de cumplir, con menos energía; y días más fáciles. Esos días más desafiantes necesitamos anclarnos a nuestro compromiso, a nuestro «para qué»; necesitamos visualizar ese logro como si ya lo hubiéramos cumplido, agradecernos a nosotras mismas por seguir adelante y ser capaces de superar nuestras propias excusas.

ACCIÓN PRÁCTICA

Piensa unos minutos en algún área de tu salud que desees mejorar, algún hábito que quieras adquirir o una meta que quieras alcanzar. Crea el compromiso contigo misma y escríbelo aquí:

Me comprometo conmigo misma a cambiar o mejorar

_____

_____.

Una vez que hayas creado ese compromiso, recuérdalo con frecuencia y cúmplelo.

Puedes escribirlo en tu cuaderno o agenda de la estrella de la salud o ponerlo en un sitio visible para recordarlo a diario.

Practica la gratitud a diario

Siempre he vivido en el agradecimiento. Desde muy pequeña he pensado que mi vida era un milagro. Las circunstancias en las que vine al mundo y los sucesos familiares que viví me han hecho pensar que todo lo que tengo es un regalo. Así pues, crecí practicando la gratitud sin darme cuenta. Creo que esa gratitud es la base de mi alegría natural. Me defino como una persona alegre por naturaleza, entusiasta. Veo la vida como una gran oportunidad en sí misma.

Entre tantas personas en el mundo, tengo que agradecer profundamente poder hacer las cosas que me gustan, que me dan plenitud; haber podido estudiar algo que me apasiona; haber conocido el verdadero amor; y haber formado una familia que es mi norte y mi «para qué». Todas las mañanas, al despertar, me tomo unos minutos para agradecer, para ser consciente de cuanto me rodea y del simple hecho de amanecer con vida, con un nuevo día por delante para disfrutarlo y aprender.

Creo en la gratitud tanto como creo en mí. Lo he visto a lo largo de mi vida. Las personas agradecidas disfrutamos mucho. Las personas que se enfocan en lo que no tienen, en lo que les falta, en lo que les hicieron, en lo mala que es su vida y en todos sus problemas, generalmente sufren más. Todo esto lo demuestra la psicología positiva con evidencia científica. La gratitud se asocia a una serie de efectos positivos en mente y cuerpo. Cuando nos enfocamos en agradecer lo que tenemos, nos invade una sensación de plenitud. Nos sentimos afortunadas.

En un estudio reciente se demostró que estar agradecidas puede incluso ayudarnos a bajar los niveles de colesterol. En otros estudios similares se vio que puede reducir otros marcadores de riesgo cardiovascular.

Ser agradecidas con nuestra vida, con las personas que tenemos, con quienes somos, con las experiencias que hemos vivido, nos abre el camino hacia la plenitud espiritual.

A veces nos quejamos en modo automático. La queja está en el ambiente y la lanzamos de manera casi inconsciente. Todos a nuestro alrededor se quejan, así que quejarnos nos hace parte del grupo. Es socialmente aceptado. Ya sabes que no todo lo socialmente aceptado es bueno para la salud. Beber alcohol, fumar, comer comida basura, ver maratones de series, no moverse, trasnochar, estar muy ocupadas y quejarnos continuamente es socialmente aceptado y nos enferma.

Te invito a salir de ese ciclo automático de «queja por deporte». Antes de quejarte pregúntate si esa queja te aporta algo a ti o a los demás, si sirve para mejorar la situación, si puedes hacer algo para cambiar lo que te molesta. Por ejemplo, en el caso del calor, del frío, del hecho de que sea lunes, de que tengas mucho trabajo o poco dinero, ¿ayudará quejarte?

Muchas veces lo único que logramos es contagiar esa queja a las demás personas. Quizá algún lunes has llegado al trabajo con una sonrisa y, al preguntar a tus compañeras: «¿Cómo estás?», te han respondido con una mueca: «Aquí, de lunes». Y esa simple respuesta te ha bajado el nivel de energía y te ha transportado a la apatía.

La gratitud es un estilo de vida. Damos por hecho cosas que son maravillosas, como poder caminar, movernos, hablar, comer todos los días, beber agua limpia, tener un trabajo, un lugar donde vivir. La gratitud es como un músculo. Se puede trabajar a diario. Basta con dedicarle un par de minutos al día, al levantarnos o antes de dormir. En mi caso, lo hago las dos veces e intento tener momentos de gratitud cada cierto tiempo. Especialmente cuando noto que empiezo a quejarme de alguna cosa irrelevante o en los días que son más desafiantes.

Sentirte agradecida por quién eres, por tu vida y por todo lo que has logrado te transporta a un estado de bienestar. Te sientes abundante y afortunada.

A lo largo de mi vida ha habido varias situaciones en las que he aprendido lo mucho que la gratitud puede hacer por nosotras. En 2008, justo después de que mi marido y yo llegáramos a España, hubo una crisis económica importante. Estalló la llamada «burbuja inmobiliaria», lo cual afectó a una inmensa cantidad de familias, empresas y actividades económicas, y dejó secuelas durante varios años. En el sector de la salud, las secuelas se vieron un poco más tarde. Las personas tuvieron que reducir gastos, y uno prescindible era el seguro de salud, así que poco a poco notamos como disminuían las pacientes que teníamos apuntadas en cada turno.

Los martes por la mañana, yo iba a una consulta donde ayudaba a mi jefe de aquel entonces haciendo la ecografía ginecológica de sus pacientes. Ese día no tenía consulta, así que cuando me ofrecieron ese trabajo lo acepté agradecida. Sin embargo, invertía toda la mañana en hacer cuatro ecografías a lo sumo. Pasaba mucho tiempo sin hacer nada. Eso me enfadaba, me hacía sentir mal. Me decía a mí misma: «He pasado varias horas aquí y he sido muy poco productiva»; me sentía desperdiciando mis habilidades y conocimientos. Realmente, yo había aceptado estar ahí. Era yo la responsable, nadie más. Estar ahí me bajaba el ánimo; solía quejarme sin hacer nada para cambiarlo. Entraba en el victimismo y seguía arrastrando situaciones similares a mi vida.

Cuando asumimos la responsabilidad de nuestras decisiones y elecciones, dejamos de ser víctimas de las circunstancias y empezamos a conocer nuestro poder para cambiar eso que no nos gusta.

Una mañana decidí cambiar esa queja por gratitud. Pensé: «Si solo veo una o dos pacientes hoy, lo consideraré una oportunidad que me regala la vida para desempeñar el trabajo que me gusta. Lo haré lo mejor que pueda, con el mayor amor y dando lo mejor de mí». Y así lo hice con cada persona que veía, con la ilusión y el agradecimiento que sentí el día que vi mi nombre en el listado de estudiantes admitidos en la carrera de Medicina. Poder ejercer mi profesión, con todo lo que tuve que trabajar para lograrlo, era un regalo de vida. ¿Por qué desperdiciarlo en medio de quejas y apatía?

Entonces ocurrió la magia en mi vida. Empezaban a aparecer oportunidades que antes no podía ver. Me daban las gracias, me decían alguna palabra bonita, conocía a alguna persona interesante, el trabajo se multiplicaba, venían a invitarme a algún congreso, mi exjefe (quien más que jefe fue un maestro para mí) me invitaba a tomar un café y compartía conmigo su sabiduría; en pocas palabras, la vida me sonreía. Aprendía a verla con unas gafas limpias y distinguía cosas que antes no percibía.

**Vivir en gratitud es como ponerte
cada mañana unas gafas que te permiten
ver detalles que antes pasabas por alto.
Es una lupa para detectar oportunidades
a tu alrededor. Es el camino más corto
a la plenitud.**

Esa fue una de las tantas situaciones en que he podido comprobar el gran impacto que tiene en nuestra vida salir de la queja y agradecer lo que ya somos y tenemos.

Crea una rutina de gratitud y practica a diario

Puedes personalizarla a tu gusto y según tu estilo de vida, por la mañana o por la noche, dependiendo del momento del día que te deje unos minutos para pensar en todo eso por lo que te sientes agradecida: vivir un día más, tener salud, mover el cuerpo, la cama donde duermes, tener comida en el plato, estar rodeada de seres queridos, tener un trabajo adonde ir, un deporte que practicar, una mascota, agua limpia, poder ducharte, tener un propósito de vida, una visión, salud, estar recuperándote de una enfermedad, haberte tomado un café con una amiga, un libro que leíste; cualquier cosa por la que te sientas agradecida.

Otra opción que me gusta mucho es llevar un diario de gratitud. Allí puedes escribir tres cosas que hayan sucedido durante el día por las que te sientas agradecida, preferentemente todas las noches. Esto permite sellar el día con recuerdos que ya forman parte de nuestra vida, y alejar la mente de los problemas y las preocupaciones. Te aseguro que es una práctica muy bonita y enriquecedora.

Hace unos meses comencé a utilizar el diario de gratitud que creó mi amiga Amalia de Gonzalo, un ser realmente especial y a la que estoy muy agradecida por tenerla en mi vida. Su apoyo hacia mí ha sido incondicional, en especial durante el proceso de escritura de este libro. Tener personas así, de las que creen en ti, sacan lo mejor de ti, te animan a avanzar y te ayudan a sentirte mejor, es un auténtico regalo para agradecer y cuidar. Son parte de nuestra salud integral.

Si no te gusta escribir, simplemente puedes hacer el ejercicio mental de recordar al menos tres momentos buenos o positivos que hayas vivido durante el día. No es necesario que sean grandes logros; eso nos ayuda a entrenar la mente para valorar los pequeños detalles del día a día que sin querer tendemos a pasar por alto. Por ejemplo, ese café tan rico que compartiste con una amiga, la persona que te ayudó a cargar las bolsas en el supermercado, el ratito que jugaste con tu hija, el libro que empezaste a leer después de tanto tiempo esperándolo, el atardecer que contemplaste o la fruta que estaba tan buena.

La gratitud tiene efectos positivos en la salud del cuerpo y la mente. Nos enriquece espiritualmente. Nos permite ver el mundo en positivo, valorar todo lo que ya está en nuestra vida.

- Ayuda a prevenir la ansiedad.

- Reduce el riesgo cardiovascular y metabólico.

- Reduce el nivel de estrés en conjunto con otras herramientas.

- Ayuda a afrontar los desafíos de la vida con una mejor actitud y a enfocarnos en lo que ya tenemos, entre muchos otros beneficios.

Vivir en gratitud es transformador. No hay un día en que no agradezca varias veces todo lo que he podido experimentar, aprender, vivir.

Gracias por estar aquí y dar sentido a mi trabajo. Mientras escribía estas líneas estaba en casa en una tarde calurosa de verano, tenía ganas de jugar con mis hijos y me sentía un poquito culpable por no estar haciéndolo. La culpa y la maternidad son un binomio difícil de separar; la tenemos muy arraigada culturalmente.

Por otro lado, pensaba en que mis palabras podrían ayudarte a mejorar tu vida y que mis aprendizajes como médico y como mujer pueden marcar la diferencia para que alguna persona aprenda a valorar la vida que ya tiene y recupere la emoción de vivir cada día, esa ilusión que nunca deberíamos perder y esa hambre de nuevas experiencias que permite que la vida sea un regalo maravilloso.

Gracias.

ACCIÓN PRÁCTICA

Ahora te toca a ti agradecer.

✓ Vete a un lugar tranquilo y piensa en todo lo que agradeces en tu vida.

✓ Si puedes, escríbelo.

Crea tu rutina de gratitud y cuéntame cómo te ha ido. Me hará mucha ilusión saber que te ha ayudado al inicio del día, por la noche antes de acostarte o en los momentos más difíciles de la jornada.

Recuerda que lo más importante al crear un hábito es que sea sostenible, así que mejor que la rutina sea corta y sencilla, que encaje con tu vida y te sientas alineada con ella para que puedas mantenerla para siempre y de verdad te ayude.

Busca el equilibrio

Siempre he sido muy expresiva con mis emociones. Lo bueno lo vivo con gran ilusión y alegría, pero también lo malo lo vivo con intensidad. Una de las cosas más bonitas que me aportó el yoga, esa puerta de entrada a la espiritualidad, fue aprender a buscar el equilibrio.

Con el tiempo y las experiencias, en realidad aprendemos a recuperar más rápido el equilibrio. Tendemos a perderlo con frecuencia porque la vida es una línea de acontecimientos en la que muchos son impredecibles o no podemos controlarlos. Pasamos sin previo aviso de un suceso bonito, maravilloso, a otro doloroso, indeseable. Y toda nuestra vida transcurre de esa manera, entre altibajos.

Estoy convencida de que lo que nos hace sufrir más es no estar preparadas para los imprevistos, o no ser capaces de pasar de esa crisis al estado de bienestar. Nos aferramos a la negación o a la frustración y a lo que era nuestra vida antes de ese evento. Toda esa resistencia nos roba foco. Dejamos de invertir energía en lo que sí podemos controlar y seguimos con la mente puesta en el pasado, en la queja, en el «por qué me tuvo que pasar esto a mí», «la gente me hace cosas», «antes era mejor». Desde esa perspectiva dejamos de disfrutar de las nuevas oportunidades que se presentan ante nosotras.

Un día, estando en una clase de yoga, oí decir a la instructora que la práctica del yoga nos permite pasar más rápidamente de un punto a otro, de las dificultades al bienestar, del sufrimiento o la preocupación a relativizar nuestros desafíos. Eso me encantó. En realidad, para eso sirve todo el trabajo espiritual. He ahí el detalle. Cómo encontrar el ansiado equilibrio. Invertimos gran parte de la vida aprendiendo a encontrar nuestro equilibrio, ese punto donde alcanzamos la plenitud y el bienestar.

Algunas veces pasamos de un extremo a otro en lo que a estilo de vida saludable se refiere. Hay temporadas en las que nos saltamos todos nuestros hábitos hasta que, en un momento dado, algo nos inspira y nos motiva a empezar a cuidarnos nuevamente. Entonces entra la culpa y nos lleva al otro extremo: la rigidez.

Ningún extremo es bueno. La salud no se encuentra cerca de ellos, sino más bien cerca del punto medio.

Una vida saludable y plena es una vida equilibrada. Consiste en permitirnos cada cierto tiempo salir de nuestras rutinas, salir para querer volver a ellas con plena convicción de que es el lugar donde queremos vivir la mayor parte del tiempo, sin que sea una cárcel, una obligación o un castigo. Volver porque nos apetece, porque nos hace sentir plenas. En eso consiste la verdadera transformación en tu «yo saludable, pleno y fuerte del futuro».

En este mundo la perfección no existe. No podemos irnos a una burbuja sin contaminación, libre de tóxicos, con comida totalmente saludable y en la que controlemos todos los factores y cumplamos siempre con las rutinas que nos ayudan. Nuestra realidad es imperfecta; todos los días se nos presentan nuevos desafíos, pero también nuevas oportunidades.

Ten paciencia: elige el camino lento

Los procesos de nuestro cuerpo son lentos; ponte metas a largo plazo y disfruta del recorrido. *Festina lente* es una locución latina cuya traducción literal es «Apresúrate despacio». Según algunos historiadores, era una de las frases favoritas de Augusto. Su equivalente es el dicho «Vísteme despacio, que tengo prisa». Con esta introducción quiero dejarte muy claro uno de los principios más importantes que nos ayudarán a convertirnos en nuestro yo saludable del futuro de una forma sostenible.

Erika pidió cita conmigo porque sentía que su cuerpo estaba cambiando. Acumulaba grasa en la zona abdominal con mayor facilidad; le estaba costando ganar masa muscular; se sentía cansada, enfadada, en una especie de guerra contra su propio cuerpo. «No me reconozco —me explicó con mucha frustración—. Mi cuerpo está cambiando y no sé qué hacer para volver a ser yo misma. He intentado varias dietas, me peso a diario y no pierdo peso, no tengo la misma energía para entrenar, siento hambre y mal humor. He probado con las dietas que llevan algunas *influencers* que sigo, pero no me funcionan; tomo suplementos, voy al gimnasio desde hace dos meses y no noto nada. ¿Puedes ayudarme?».

Queremos cambios permanentes, que nos ayuden a sentirnos bien, a estar sanas y fuertes. El camino lento siempre será el más rápido para lograrlo y mantenerlo de por vida. Por experiencia profesional y personal he aprendido que los atajos no suelen funcionar en ningún área de la vida. Ese afán por las cosas inmediatas, rápidas, fáciles, sin esfuerzo, «mágicas», nos lleva muchas veces a aplicar estrategias poco sostenibles, que nos dañan la salud y que finalmente tampoco funcionan porque las abandonamos con facilidad.

Elige el camino lento.

Crea tus rutinas

Las rutinas son los ladrillos que construyen nuestra salud. Tener rutinas es absolutamente indispensable para lograr una vida saludable, plena, próspera y llena de sentido y serenidad.

El cerebro necesita gastar mucha energía para enfrentarse a nuevas situaciones y tomar pequeñas decisiones, como: «¿Qué comeré entre tanta variedad?», «¿Qué sesión realizaré si voy al gimnasio con la de opciones que hay?», «¿Qué haré al final del día para descansar mejor?», «¿Qué cocinaré para sentirme con energía y saludable?».

Son solo algunos ejemplos de acciones cotidianas que necesitamos ejecutar con frecuencia. Si tuviéramos que pararnos a pensar en cada una de ellas, analizarlas y decidirlas a diario, gastaríamos mucha energía y tiempo, y probablemente dejaríamos de hacer alguna porque nuestra mente nos sabotearía; le daríamos la ocasión de entrar en el juego de las excusas y decirnos cosas así: «Hoy no tienes tanto tiempo para entrenar; mejor mañana», «No pasa nada porque te comas una hamburguesa con patatas. Hoy no tienes tiempo para otra cosa; ya comerás mejor mañana», «Hoy estoy cansada, me apetece ver otro capítulo de la serie. Total, hoy duermo menos y mañana ya leeré y me acostaré antes».

Y así es como vamos sucumbiendo a las trampas mentales y saltándonos los hábitos que sabemos que nos ayudan. Es una historia que se repite. Todas la hemos vivido en alguna ocasión.

Las rutinas tienen el poder de ordenar nuestro caos mental; nos dan estabilidad y seguridad.

La falta de rutinas siempre acaba expresándose en la salud física, mental y espiritual: en la energía, en el cansancio, en los resultados de nuestro trabajo, en nuestras relaciones, en alcanzar una meta y hasta en las finanzas.

Nuestros hábitos, malos o buenos, se expresarán en los resultados que obtendremos en la vida.

Como siempre (porque con este libro hemos venido a aprender soluciones y a ver el lado bueno de las situaciones), tengo una buena noticia: los hábitos se construyen, se crean, se cambian, se pueden mejorar. Puedes cambiar y lo harás. No será fácil, no será rápido, incluso puede que experimentes algunos retrocesos. Tenemos tendencia a volver a los hábitos antiguos. Pero te darás cuenta y lo corregirás. Cuando descubras todos los beneficios del cambio, no tendrás ganas de volver a lo de antes. Es como un despertar a un nuevo estado de conciencia.

Cuando interiorizamos y automatizamos nuestras rutinas, para el cerebro es mucho más fácil actuar frente a cada situación. No damos opción a la mente de entablar un diálogo con nosotras para convencernos de que hagamos lo que menos nos conviene porque es más cómodo y fácil. Por ejemplo:

suena el despertador. Lo oyes, abres los ojos y ves la hora. Esa mañana has decidido despertarte una hora antes para ir a nadar a la piscina, meditar unos minutos y leer un par de páginas. Quieres mejorar tus rutinas de inicio del día porque últimamente te notas un poco cansada, con menos energía, motivación y lucidez mental en el trabajo. Has oído en mi cuenta de Instagram lo mucho que me ayudan las rutinas de la mañana y la gran diferencia que suponen para la salud.

Anoche pensaste: «Mañana intentaré ir a nadar, leer un par de páginas y empezar a meditar un poco». Cuando suena el despertador, lo primero que piensas es: «Qué bien se está en la cama. Son apenas las 6.00 y entro a trabajar a las 8.30. Aún tengo tiempo, venga, unos minutos más». Vuelve a sonar el despertador: «Qué pereza ir a la piscina. ¿Dónde tendré el bañador? No lo uso desde hace meses. También tengo que preparar el bolso, la botella de agua, el cambio de ropa. Creo que mi cuerpo necesita más descanso; ya iré mañana». Te duermes otra vez. Vuelves a despertarte cuando queda el tiempo justo para ducharte, desayunar e irte al trabajo. De meditación y de lectura, nada. «Es que esto es muy difícil. Yo no sirvo para madrugar; ya lo haré en otro momento».

Te sientas a desayunar con el móvil, abres la cuenta de Instagram de un par de personas a quienes sigues y las ves en las historias entrenando en el gimnasio y hablando de sus rutinas. Te frustras, te culpas y piensas: «Es que no cuentan toda la verdad; eso es puro postureo». Te cuento toda la verdad. Detrás de esa historia que a veces te motiva y te inspira, y otras veces te produce emociones incómodas, hay mucho trabajo personal. No puedo hablar por todos; te hablaré desde mi caso, mi óptica y mi mundo: cómo lo aprendí, cómo encontré mi bienestar.

Yo también he estado en la tierra de la improvisación y en el «no me da la vida». Desde ese camino te aseguro que no se llega a la plenitud. Trasnochaba mucho, creía que era noctámbula, que no se me daba bien madrugar. Que yo era más de atardeceres que de amaneceres. Que mi vida era muy complicada y que apenas sobrevivía, con tantas cosas que tenía que hacer. Eso sí, siempre he hecho actividad física y he buscado la manera de incorporar rutinas saludables.

Con la llegada de los niños a la familia, no me quedó otra opción que aprender a madrugar para prepararme el primer maratón al que decidí apuntarme. En ese momento tenía una motivación enorme para terminarlo. Me había apuntado a la carrera para reunir dinero a favor de una causa solidaria del cirujano infantil que operó a uno de mis hijos de una malformación renal. El doctor Carlos Bardají tiene un proyecto en África; todos los años viaja allí para operar a muchos niños que no tienen acceso al sistema de salud. Con su iniciativa y sus conocimientos salva vidas. Nosotros estábamos enormemente agradecidos por que hubiera salvado a nuestro hijo, y en gratitud a él y para que mi esfuerzo tuviera un sentido, decidí dedicarle esa carrera.

Además, los entrenamientos me sirvieron de terapia en aquellos días. Corriendo me sentía mejor, se me aclaraban las ideas, me encontraba más fuerte mentalmente para afrontar mis días. Madrugar para seguir entrenando se volvió un asunto importante.

**Cuando tienes un «para qué»
lo suficientemente importante para ti,
consigues superar con entusiasmo la barrera
que te pone la mente.**

Lo segundo es crear una rutina que puedas cumplir automáticamente sin negociar con tu mente. Créeme, se sabe todas las excusas y es la mejor negociadora. Hay que evitar negociar con ella.

¿Y cómo lo hacemos para no discutir con la mente?

Lo dejamos todo preparado. Cuando te digo todo es absolutamente todo, para no tener excusa alguna para volver a la cama. Que no te falte nada, ni el más mínimo detalle: cada una de las piezas de ropa de deporte que vas a utilizar, la goma de pelo, el agua que te beberás al levantarte, las zapatillas, el bolso del gimnasio, el bañador... Déjalo todo preparado de tal manera que no tengas excusa para volver a la cama porque no encuentras algo. Una vez despierta y vestida es mucho más difícil que te ganen las excusas.

Evita mirar el móvil a primera hora. Esta es tu cita contigo misma y necesitas dedicarte tiempo de calidad. Es tu momento de agradecer, de visualizar un nuevo día, de respirar lentamente y prestar atención plena a lo que tienes alrededor: los primeros rayos de sol, la naturaleza... Las primeras horas del día tienen esa energía tan bonita, ese silencio tan necesario para nuestra armonía. Son un momento ideal para integrar cualquier hábito que requiera calma y atención, como meditar, escribir, llevar un diario de gratitud, leer libros inspiradores, realizar alguna actividad creativa... A esas horas solemos conectar muy bien con nosotras mismas, aunque, según el tipo de persona que seas, puede que te funcionen mejor la tarde o la noche. Irás encontrando tu momento óptimo.

El éxito del plan está en la noche antes. Si me digo: «Mañana voy a intentar entrenar, meditar, leer, escribir, etc.», lo más probable es que no lo haga. Esa expresión de duda confunde a mi cerebro. En cambio, si me digo: «Mañana voy a meditar diez minutos a primera hora y luego voy a correr treinta minutos», es una orden, lo estoy programando. No dejo margen a la duda, a ver de qué humor amanezco o si tengo ganas. Lo haré, sin discusión.

Es así como transformé mi identidad de noctámbula a madrugadora: inspirada en querer cambiar, pensando en quién quería ser, qué me convenía, qué me daría más bienestar. Y luego, con un plan para cambiar mis hábitos. La presión me impulsó a cambiar. A aprender, a cuestionarme la manera en la que vivía, desde la prisa, el desorden y el caos. Y no menos importante, desde el complacer a todo el mundo e intentar llegar a todos lados. Sin oír mi propia voz con todo ese ruido.

Sin ninguna duda, un comentario casual encendió el chispazo: «Siempre te vemos corriendo», me dijo una madre del cole cuando llegaba a buscar a mis hijos. Yo venía de la clínica donde asistía partos. Había estado viendo a una paciente. Tenía que recoger a mis hijos y volver a la clínica. Vivía en un exceso de trabajo y responsabilidades.

Esa frase se me quedó en la cabeza haciendo ruido. Me llevó a reflexionar, a plantearme si eso era lo que quería proyectar: una persona corriendo de un lado a otro, multitarea, agobio, la sensación de no estar en el momento presente. «No quiero esto para mi vida, no quiero dar ese ejemplo a mis pacientes ni a mis hijos —me dije—. Quiero buscar la calma, estar presente, saborear el momento». Ahí es donde empezaron un montón de decisiones incómodas y difíciles que hoy en día agradezco. Sacar el exceso de ruido de mi vida, dejar de vivir como un ventilador y abandonar las agendas saturadas fue lo que me abrió el espacio de creatividad y me dio la energía necesaria para que hoy puedas leer estas líneas. Me permitió ver qué facetas de mi vida quería desarrollar más, qué capítulos cerrar, a qué personas tomar de referencia e inspiración, qué valores cuidar y mantener para fortalecer mi identidad y divulgar con el ejemplo a mis pacientes, seguidoras y lectoras.

Reemplazar hábitos

> Lo único constante es el cambio.
>
> HERÁCLITO

A la larga vamos cambiando. Al menos, pienso que eso es lo que buscamos, cambiar, porque en el cambio está la evolución. Si miras dónde estabas y quién eras hace diez años, probablemente te sorprendas de cuántas cosas han cambiado en tu vida, de cuánto has aprendido y evolucionado como mujer. Esa es la gracia del cambio. El camino nunca se acaba; la idea es que el esfuerzo sea disfrutable, que transitar por el camino suponga toda una aventura, con sus momentos desafiantes y sus momentos de calma, con sus subidas y bajadas, pero siempre con un ratito para contemplar el paisaje y contemplarnos a nosotras mismas, más sabias, sanas, fuertes y plenas.

En ocasiones, tenemos la sensación de que si cambiamos dejaremos de ser nosotras mismas, de que nos traicionaremos y traicionaremos a nuestro clan, de que dejarán de querernos, de que nos llamarán raras, de que pensarán que somos aburridas o que nos hemos hecho mayores. Muchas veces sucede así, efectivamente. A algunas personas de nuestro entorno no les gusta demasiado que cambiemos porque nos conocieron de otra manera. Es posible que opongan resistencia a esos cambios. Somos animales de costumbre; nos gusta que todo siga igual; pero si seguimos igual nos estancamos, dejamos de crecer y de evolucionar, y, lo que es peor, no podemos demostrar todo el brillo y el talento que hay en cada una de nosotras. Eso solo se logra evolucionando. Retándonos un poquito, asumiendo riesgos controlados, experimentando la incomodidad. Así es como se crece.

La salud plena está lejos de la comodidad.
En la incomodidad están el crecimiento
personal y la plenitud.

ACCIÓN PRÁCTICA

Te invito a reflexionar unos minutos, en soledad, con una infusión o un café. También puede ser durante un paseo o un entrenamiento.

Piensa en quién te gustaría ser dentro de unos años, qué hábitos te están ayudando y cuáles te lo están impidiendo o retrasando. Elige uno solo y pasa a la acción.

Escribe qué hábito te gustaría cambiar, por qué y cómo piensas lograrlo. Acuérdate siempre de tu «para qué» y vuelve a él las veces que lo necesites. Es tu ancla.

Háblate con dulzura

Teresa comenzó la consulta explicándome todo lo que le molestaba: «Mi vida es un desastre. Todo es muy difícil para mí. No logro tener buenos hábitos, pero es que soy muy desordenada y perezosa para cumplir con las rutinas. Todo me resulta muy complicado, no consigo avanzar. Me hago mayor, siento que todo me cuesta mucho más. Sufro mucho y necesito ayuda».

Este podría ser el diálogo de muchas de mis pacientes consigo mismas. Estamos acostumbradas a tratarnos mal, a castigarnos. Muchas veces pensamos que no tiene importancia, pero en realidad las palabras que usamos son poderosas. Provienen de pensamientos que hemos tenido y producen emociones. Trátate bien y háblate con amor, con dulzura, con respeto y compasión, como si fueras tu mejor amiga.

Lee estas palabras en voz alta: «Amor, dulzura, paz, armonía, abrazo, familia, tranquilidad, positiva, plenitud, sana».

Ahora lee estas palabras: «Terrible, desastre, desordenada, inútil, sufrimiento, enferma, agotada, agobiada».

¿Ves la diferencia que se siente al leer cada lista? Ahora ya entiendes que las palabras son muy poderosas y nos producen emociones, condicionan nuestro estado de ánimo.

Pueden ayudarnos o todo lo contrario: alejarnos del bienestar y de nuestros objetivos de salud.

El lenguaje con el que nos tratamos es importante.

No te digas todas esas cosas que no te ayudan a avanzar. No te pongas esas etiquetas tan negativas. Cada vez que te des cuenta de que te estás tratando mal, cambia el lenguaje. Esto también se entrena. Con paciencia y repetición aprendemos a hablarnos de una manera más positiva.

Lo mismo sucede con nuestros pensamientos. Todo lo que pensamos e imaginamos tiene más repercusión de la que creemos. Muchas veces sufrimos más por ese mundo imaginario, por no poder parar los pensamientos y por imaginar escenarios terribles que por lo que está pasando en realidad. De ahí la importancia de aprender a calmar la mente con la meditación, la respiración y las palabras amorosas; de aprender a vernos como unas observadoras de nosotras mismas y quitar importancia a las cosas. Se trata de relativizar un poco. Muchas veces sufrimos por asuntos que, si los analizamos, en realidad no son tan importantes, y esto es lo que nos roba la calma.

Un ejercicio que me gusta hacer es darme cuenta de todo lo que sí he hecho bien y lo que ya está en mi vida. Eso me devuelve a la gratitud y me ayuda a ver las cosas de otra manera. Me saca de la queja y del diálogo negativo, que, por lo general, no nos aporta nada.

ACCIÓN PRÁCTICA

✓ Cuida tu lenguaje y emplea más palabras bonitas, palabras que te den paz, alegría, que te hagan sentir bien.

✓ Habla a las demás personas con lenguaje positivo; destaca lo bueno que tienen: «Qué bonito tu vestido», «Me encanta tu sonrisa», «Dibujas muy bien», por ejemplo.

✓ Escribe una lista de palabras que te generen bienestar.

Enfócate en lo bueno

Realmente, donde ponemos nuestra atención ponemos nuestra energía. La mente humana tiene unos 70.000 pensamientos diarios, la mayoría negativos. Es el sesgo de nuestra mente, que nos lleva a fijarnos en lo negativo para ayudarnos a sobrevivir.

Nuestra mente puede ser nuestra mejor aliada o nuestra peor enemiga. Volverla a nuestro favor es uno de los mayores superpoderes que podemos aprender.

Si vemos peligros, amenazas, obstáculos o depredadores, será más fácil que nos protejamos de ellos. Lo que ocurre es que la mayoría de esas amenazas son imaginarias. La mayoría de esos peligros no son reales y la mayoría de los problemas que nos preocupan nunca llegan a suceder. De esa manera perdemos una cantidad de energía y foco que, en lugar de ayudarnos a avanzar, nos desvía de nuestro camino de salud plena. Además, la calidad de nuestros pensamientos influye en la calidad de nuestra salud, tanto física como mental. Por eso aprender a calmar la mente y entrenar el pensamiento son herramientas tan poderosas para el bienestar. Entrenarnos para pensar en positivo, encontrar soluciones y posibilidades, y superar los desafíos será de gran ayuda para adquirir esos hábitos que tanto nos ayudarán.

Hay días en los que nos pasan muchas cosas buenas. Sin embargo, basta una sola cosa mala para que nos concentremos en ella. Parece que se nos olvidara todo lo demás. Por eso es importante tener este mensaje en mente y volver al mantra: que las dificultades de cada día, los desafíos y los malos momentos —que los tenemos todas— no nos roben la posibilidad de ver el resto de las oportunidades para encontrar belleza, plenitud, disfrute y personas maravillosas alrededor.

Enfocarnos en lo bueno nos ayudará a conectar con la gratitud. Y, como te he explicado, la gratitud es una puerta a la salud. Elige siempre enfocarte en las cosas bonitas de tu vida, los logros que has alcanzado, las buenas experiencias que has tenido, el aprendizaje, la madurez, las personas que te quieren, los buenos amigos, los problemas que has logrado superar. Enfocarte en lo bueno desvía la atención de lo negativo, quita importancia a los problemas imaginarios y a las trampas de la mente, y hace que te centres en lo que sí te acerca a ese estado de bienestar que mereces.

Un aprendizaje para toda la vida

Justo después de haber publicado mi primer libro, estaba muy ilusionada y satisfecha con todo el esfuerzo realizado por mí y por mi familia. Estaba orgullosa y entusiasmada con la idea de empezar a ayudar a otras mujeres a encontrar respuestas a todas esas dudas y darles esperanza y soluciones. De pronto me entraron algunos miedos y dudas de esas que «doña mente» nos envía para sabotear nuestros logros. Comencé a tener miedo de que a la gente no le gustara el libro, de que me dejaran reseñas negativas, de que me hicieran críticas duras y cosas por el estilo. Desde luego, la mente puede ser nuestra mejor aliada o nuestra peor enemiga.

En esos días conversé con Erika de la Vega, una mujer maravillosa a quien considero una de mis mentoras y por quien siento gran cariño y admiración. Ella tiene una comunidad enorme de mujeres en todo el mundo a quienes inspira y ayuda a través de herramientas de desarrollo personal: las impulsa a reinventarse, a aprender finanzas, a cambiar creencias y a mejorar muchos aspectos para que alcancen esa plenitud que tanto ansían.

En ese momento yo me preguntaba cómo se hacía para sobrellevar la opinión de tanta gente tan diferente, afrontar las críticas que no eran amables ni respetuosas, y evitar que los comentarios negativos o destructivos te hicieran daño. Le pregunté: «¿Cómo lo haces para protegerte de todo eso?». Ella me respondió algo que desde ese entonces se convirtió en un mantra para mí. Siempre que puedo vuelvo a ese mantra; intento recordarlo cada día de mi vida: **«Pon el foco en lo bueno. Enfócate en quienes te sumen, en quienes te quieran, en lo que te ayude a avanzar».**

Es simple y a la vez requiere el trabajo de mantenernos alineadas con nuestra visión, no distraernos, no desviarnos con lo que nos roba energía, ponernos cada mañana las gafas de aumento para lo que sí nos aporta y nos hace crecer. Prestar atención a lo que ya tenemos y a quienes nos apoyan nos permitirá darnos cuenta de lo rica que es nuestra vida, lo afortunadas que somos y todas las oportunidades que se abren cada día ante nosotras.

ACCIÓN PRÁCTICA

Reflexiona unos minutos sobre las personas y situaciones que ya tienes en tu vida que te aportan, te ayudan, confían en ti, te quieren. Piensa en las habilidades que tienes, en los hábitos saludables que has logrado crear.

Escríbelos en tu cuaderno de la estrella de la salud. Cuando afloren los pensamientos negativos o la sensación de que estás haciéndolo todo mal, de que todo son problemas, vuelve a esas líneas y pon en ellas el foco para seguir adelante.

Conecta con tu cuerpo todos los días

> El cuerpo expresa lo que a la mente aún no
> le ha dado tiempo a saber.
>
> Dra. NAZARETH CASTELLANOS

La conexión mente-cuerpo, como hemos ido viendo a lo largo del libro, es permanente. El cuerpo, al observarlo, nos da información muy valiosa sobre lo que ocurre en la mente. Por eso es una gran idea que cada cierto tiempo nos tomemos unos instantes para escucharnos y preguntarnos cómo estamos, cómo nos sentimos y qué necesitamos en ese momento. Nos permite salir del modo automático y reconectar con nuestras necesidades.

Muchas veces tenemos estrés y tensión acumulada, pero no nos damos cuenta; seguimos a marchas forzadas sin pararnos a respirar un poco, y si no lo identificamos termina pasándonos factura. Acabamos agotadas. Cuando desconectamos del cuerpo es cuando desconectamos de nuestra propia esencia. Es como si activáramos el modo automático y, sin darnos cuenta, dejáramos de estar presentes. Meditar y trabajar en la atención plena contribuyen muchísimo a nuestro bienestar porque nos ayuda a recuperar esa conciencia corporal.

Confía en el profesional
de la salud que elijas

> Lo que niegas te somete, lo que aceptas
> te transforma. Aquello a lo que te resistes
> persiste.
>
> CARL G. JUNG

En algunas ocasiones, las enfermedades o síntomas que nos alteran la calidad de vida llegan como mensajeros. La mayoría de las veces no los interpretamos así, sino como un castigo, como algo que no debería suceder, y eso nos produce sufrimiento.

Uno de los motivos de ese sufrimiento es la incertidumbre: «¿Hasta cuándo me durará esto que tengo?», «¿Qué pasará conmigo?», «¿Lograré curarme?», «¿Me pondré peor?», «¿Qué puedo hacer para solucionarlo?». Podemos transitar por la etapa de duelo, negación, ira, tristeza, aceptación. El camino siempre pasa por llegar a la aceptación de algo inesperado e indeseado que nos está robando bienestar y nos causa problemas.

La sociedad nos ha enviado el mensaje de que lo controlamos todo, de que todo es posible, de que si nos esforzamos lo suficiente podemos alcanzar cualquier objetivo. Y esto no es del todo cierto. No lo controlamos todo; solo nuestros pensamientos y nuestra actitud ante las situaciones, nuestros hábitos diarios y la forma en la que elegimos reaccionar ante los desafíos de la vida.

La mejor manera de afrontar la enfermedad, ya sea física o mental, es dejar salir esas emociones que nos genera, permitirnos sentirnos tristes si lo necesitamos, permitirnos procesar toda esa frustración e incertidumbre que puede producir no entender qué está pasando y no tener la solución inmediata en nuestras manos.

Lo más apropiado será siempre pedir ayuda especializada, buscar un experto que maneje lo que nos preocupa, escucharle, conectar con nuestra intuición y luego confiar.

**La confianza es un puente imprescindible
para conectar completamente
con otro ser humano.**

Lucía escribió un mensaje directo en mi cuenta de Instagram en el que me explicaba su caso y me contaba que tenía sofocos, cambios de humor, dolores articulares, insomnio, sequedad vaginal, falta de energía y tristeza sin causa aparente. Había acudido a un especialista en menopausia con experiencia en terapia hormonal, la había estudiado y le había recomendado comenzar una terapia con estrógenos y progesterona naturales. Y luego me escribía: «Me gustaría saber tu opinión. ¿Qué opinas de las hormonas? Tengo miedo a un cáncer. En mi caso ¿recomiendas ese tratamiento?».

Dejo esta reflexión porque es una situación que se repite con mucha frecuencia. Nos pasa a mí y a muchos de mis

284 TRANSFÓRMATE EN TU YO SALUDABLE DEL FUTURO

compañeros. La confianza es indispensable; si no la sientes, valora pedir una segunda opinión.

En todos mis años de experiencia como especialista en reproducción humana, he observado como aquellas parejas que decidían confiar en mis explicaciones y en la propuesta de tratamientos que les ofrecí llevaban el proceso de convertirse en padres de una forma mucho más amable, con menos sufrimiento y con esperanza.

Evidentemente, en estos tratamientos no existe la garantía absoluta de lograr el resultado ansiado, que es un bebé sano en casa. En muchos casos se logró; en algunos, no. Necesitamos tener confianza en la persona que nos guía en el camino: es imprescindible para obtener los resultados esperados de cualquier tratamiento médico.

Si lo necesitas, busca varias opiniones y sigue tu intuición. ¿Te sientes escuchada? ¿Te están ofreciendo una posible solución a tu problema? ¿El profesional al que acudiste es experto en ese problema médico? Si sientes que llegaste al lugar adecuado, sigue adelante y confía.

La confianza en el profesional que te está acompañando es un elemento indispensable para alcanzar tus objetivos de salud.

Conócete cada día un poco más
y encuentra tu propia dosis

> Todo es veneno y nada es veneno, solo la
> dosis hace el veneno.
>
> PARACELSO, siglo XVI

Todas somos diferentes, tenemos distintas necesidades y funcionamos de un modo único y particular. Quiero explicarte una anécdota personal: la de mi relación con el café. Se trata de una larga historia de amor e intensidad que nació en mi infancia, mientras veía a mi abuela o mi abuelo cumplir su ritual diario de preparar el café en casa. Era casi una ceremonia, realizada paso a paso, cuidadosamente y a modo de meditación, porque los veía concentrados en disfrutar del aquí y el ahora.

Mi abuela compraba el café recién molido en un mercado tradicional de Caracas donde había los típicos puestecitos especializados en pocos productos. En ese lugar, el aroma del café era embriagador. Yo era una niña y aún no lo había probado. Aun así, me encantaba el olor y todo lo que significaba acompañar a mi abuela a hacer esas compras. Lo disfrutaba muchísimo; era tiempo de calidad en el que aprendía lecciones para la vida y ella, mi primer gran amor, compartía conmigo todas sus enseñanzas y su sabiduría.

Todas las mañanas mi abuelo se despertaba muy temprano, hacía sus rutinas y sus estiramientos, leía el periódico y preparaba su café mientras disfrutaba de la calma y la soledad de esa hora del día. Mi abuela también lo hacía con delicadeza y amor. Amaba el café. A ella no le impedía dormir, se tomaba un café y se echaba la siesta.

Con el tiempo yo también seguí sus pasos. Comenzamos nuestra relación durante esas largas noches estudiando medicina, mis primeras guardias y noches en blanco. Recuerdo que las primeras veces lo probé porque había leído que era útil para aliviar la dificultad respiratoria del asma. No me gustaba su sabor, me parecía demasiado fuerte; lo bebía como si fuera una medicina. Con el tiempo fui apreciándolo, hasta que llegó a gustarme mucho y me volví un poco sibarita del mundo del café.

Durante las guardias de mi especialidad abusé de él. Me ayudaba a mantenerme despierta y alerta. Con ese consumo tan alto tuve mi primer «susto por cafeína». Un día comencé a sentir taquicardia. Esa fue la señal que necesitaba de mi cuerpo para entender que tanto café no me hacía bien. La taquicardia era solo un signo del exceso de estimulación del sistema nervioso simpático. El que produce el estado de calma, relajación, serenidad y placidez es el sistema nervioso parasimpático. Para sentirnos relajadas, necesitamos que el nervio vago esté estimulado; por lo tanto, ese exceso de estimulación por causa de la cafeína puede aumentar el estrés, la ansiedad, la respuesta de alerta. Seguro que esto te suena, pues la mayoría de las mujeres con las que converso se quejan precisamente de sufrir un exceso de estrés.

En ese momento decidí tomar menos café, incluso descansar del todo durante unos días, y la taquicardia desapareció por completo. Esta experiencia me invitó a reflexionar sobre la importancia de escuchar las señales que nos envía nuestro cuerpo. En esa época aún me faltaba mucho por descubrir sobre mi visión de la medicina. Desde hace años mi relación con el café es más equilibrada y consciente. Aun así, he tenido etapas, como cuando escribía mi primer libro, en las que he vuelto a aumentar el consumo porque pienso que mejora mi concentración y es una especie de compañero en el viaje de la escritura. Sentarme a escribir con mi taza de café recién hecho siguiendo un ritual parecido al de mi abuela, con granos recién molidos, de tueste natural, aromático, con un poco de canela (una especia con muchas propiedades), crea un momento que me ayuda a fluir y a expresar lo que quiero.

Muchas veces sabemos la dosis que nos sienta bien de cada cosa. Si nos observamos, logramos determinarlo con gran precisión, solo que solemos ignorarnos y actuar en modo automático. Es ese modo automático el que nos lleva a beber más cervezas de la cuenta, a comer sin hambre solo porque está muy bueno, a beber otra taza de café cuando sabemos que nos pondrá muy nerviosas y no nos sentará bien.

Tenemos toda una vida para conocernos, para aprender lo que nos sienta bien y lo que no, para utilizar ese aprendizaje tan valioso a favor de nuestro bienestar y nuestra salud. Para sentirnos de manera óptima. Es cierto que los datos científicos nos apoyan en este camino de saber qué nos ayuda y qué no. Asimismo, como empecé contándote al inicio del capítulo, debemos saber que cada una de nosotras es única y diferente. Lo que le sirve a la mayoría no tiene por qué funcionarte a ti.

La ciencia nos habla de las ventajas del café en dosis moderadas: es un antioxidante con decenas de polifenoles, ayuda en el proceso de pérdida de grasa, es uno de los pocos suplementos con fundamento científico en esta área y puede favorecer la microbiota.

Sin embargo, hay personas sensibles a quienes les cuesta metabolizarlo. Además, se metaboliza en el hígado. Recuerda que para procesar correctamente las hormonas necesitamos que este órgano funcione de forma óptima. Hay mujeres que toleran mal el café: se ponen muy nerviosas, les aumenta el estrés, están más reactivas e irritables.

Todo lo que te estoy explicando no es un ataque personal a mi querida amiga la cafeína. Esto no tiene que ver tan solo con el café ni mucho menos es una invitación a que dejes de tomarlo. **La verdadera reflexión de este capítulo es que toda sustancia, alimento, suplemento o medicación puede ser buena para una persona y mala para otra. Este es el arte de la medicina personalizada e individualizada.** Hay que entender que no todas las personas somos iguales. Que no todos los tratamientos, estilos de alimentación ni entrenamientos valen para toda la humanidad. Existen diferencias en nuestro metabolismo, en nuestra genética, en nuestro entorno, en nuestras rutinas, en nuestro peso, en nuestro porcentaje de grasa y músculo y, para profundizar más, en nuestras creencias y formas de ver la vida que determinarán de qué manera nos afectará cualquier sustancia o intervención.

Siempre estaré alineada con la medicina basada en la evidencia porque es lo único que tenemos para demostrar que una intervención o recomendación funciona y es segura. Es lo único que nos protege de los charlatanes y que se puede comprobar. De igual manera, estoy totalmente a favor de estudiar a cada persona como un ser único, con su situación particular y su visión de la vida. Eso es lo que marca la diferencia, y estoy convencida de que buscar cada vez con mayor precisión la dosis de cada ser humano es el camino de la medicina actual y del futuro.

Durante este largo camino de autoconocimiento he ido pasando del modo automático a descubrir mis propias dosis de cada cosa. Algunos años atrás, haciendo estos razonamientos, descubrí que mi dosis óptima de cafeína consistía en una taza al día de café y una de té verde. Esto puede cambiar un poco en determinados momentos; por ejemplo, cuando estoy de vacaciones o durante un congreso. No hay problema; para eso está la flexibilidad, que es uno de los escalones que nos llevan a la estrella de la salud.

Sin embargo, he notado que cuando rompo esa rutina y empiezo a aumentar la dosis de cafeína, cuando digo que sí a otra taza de café sin pensar o simplemente la bebo porque me la han ofrecido, cuando vuelvo al modo automático y me paso de mi dosis, salto más fácilmente y estoy más nerviosa. Esta señal me sirve para escuchar a mi cuerpo y actuar.

Quiero aclarar que, según los datos científicos disponibles, el café se considera un alimento saludable que además contiene antioxidantes, y los estudios más recientes indican que podemos obtener beneficios para la salud bebiendo un promedio de dos a tres tazas al día. Así pues, si disfrutas del café como yo, no te preocupes; solo lo he utilizado como ejemplo, sin ánimo de invitarte a reducirlo si lo toleras muy bien.

**Encuentra tu dosis de cada cosa
y pon tus límites. Esto te acercará
a tu yo saludable del futuro.**

También trabajarás la voluntad y la autodisciplina, que son fundamentales para avanzar hacia todo lo que desees alcanzar.

Asume la responsabilidad de tu salud: sal del victimismo

El caso de Rebeca

Rebeca acudía todos los años a mi consulta para realizar sus revisiones de rutina. Era muy disciplinada al respecto. Durante la última revisión me sentí especialmente preocupada tanto por su salud física como mental. Me dijo que no se encontraba bien emocionalmente. Había aumentado mucho de peso y eso la hacía sentir mal. Había descuidado su salud, su autoestima había disminuido y eso se extendía a todas las áreas de su vida.

Todo comenzó con su deseo de ser madre. Rebeca no tenía pareja, por lo que decidió realizarse un tratamiento de fertilidad. En su caso, el primer intento no funcionó. En ese momento estaba atravesando una crisis vital. Se sentía sola, le faltaba algo en su vida que la ilusionara y le hiciera levantarse por la mañana. Eso la llevó a tener depresión. Abandonó casi todos sus hábitos saludables y fue sintiéndose cada vez más decaída.

Cada año que la veía, la encontraba peor. En años previos le había recomendado acudir a un psicólogo, hacer ejercicio, comenzar con una nutricionista y algunos libros. Ese día decidí mantener una conversación con ella para ayudarla a ver las cosas desde otra perspectiva, a hacer ese «clic» que tanto necesitaba para mejorar su salud y su vida en general.

Ella me repetía un montón de excusas por las que no tenía tiempo de hacer ejercicio. Oigo estas excusas a diario, una y otra vez. «No tengo tiempo», «Trabajo demasiado», «Quiero, pero no he podido organizarme», «No tengo dinero», «No me gusta», «Me da vergüenza ir al gimnasio», «Pienso hacerlo más adelante; aún no he podido»...

Cuando somos víctimas, la vida nos hace cosas, los demás nos hacen cosas y nosotros no tenemos responsabilidad de nada. Hasta que no nos hacemos responsables de nuestra salud y del poder que tenemos para mejorar mediante nuestros hábitos, es imposible sostener una buena salud integral. Esto es una buena noticia. Nos da mucho poder y capacidad de evolucionar hacia la vida que queremos. Sé que también puede asustar un poco, pero definitivamente es positivo. Nos permite enfocarnos en todo lo que sí podemos controlar y mejorar, en aquello que podemos cambiar.

Cuando ponemos el foco en lo que no depende de nosotras, perdemos el control, nos enfadamos, nos frustramos y volvemos al papel de víctima. Esta posición es el camino más fácil: «La vida, los demás, el gobierno, el clima, etc., me han hecho esto, y yo estoy así por su culpa. Pobre de mí, yo quisiera mejorar mi salud, pero no me dejan». No tenemos ninguna responsabilidad, pero tampoco ningún control; por lo tanto, no tenemos la capacidad de mejorar nuestra situación. Si estás en el papel de víctima, te justificas y te resignas a seguir como estás. Te adaptas a vivir mal. Lo normalizas y acabas acostumbrándote.

**Enfócate en lo que sí puedes cambiar
y acepta con compasión lo que no depende
de ti. Trabaja con lo que tengas; enamórate
de la vida que tienes ahora.**

Cuando despiertas a esa otra realidad tan poderosa y amplia donde eres protagonista y responsable de la mayoría de tus resultados, entonces aumentan tus posibilidades. Ya no eres un barco a la deriva que depende del viento. Aprendes a tomar el control del timón y de las velas.

El papel de los médicos y profesionales sanitarios

Muchas veces creemos erróneamente que la curación de una enfermedad o la mejoría de nuestra salud dependen del profesional que nos atienda. Vamos a la consulta en busca de una solución mágica y rápida, y delegamos la mayor parte del resultado en nuestro médico, nutricionista, dietista, fisioterapeuta, psicólogo o cualquier otro especialista.

Ciertamente, una parte del proceso depende de las indicaciones que nos dé un profesional, de que nos haga un buen diagnóstico, nos indique opciones de tratamiento y nos ayude a elegir el que nos funcione mejor. No obstante, una parte importante del resultado depende de nosotras, de que cumplamos con voluntad y paciencia las instrucciones y pongamos en práctica todos los elementos de los que te he hablado en la segunda parte.

Un nutricionista puede reeducarnos en nuestra relación con los alimentos y enseñarnos durante unas semanas un estilo de alimentación que nos ayude a sentirnos mejor, pero mantenerlo dependerá de nosotras, y lo mismo es válido para todas las puntas de la estrella de la salud. Un profesional nos guiará en el camino, nos orientará, nos acompañará y nos inspirará. Él nos ayudará con sus conocimientos a encontrar las mejores estrategias para alcanzar los cambios que deseamos en nuestra salud, pero somos nosotras las responsables de repetir a diario esas pequeñas acciones que nos permitirán sostener esos cambios positivos durante toda la vida.

> **Recomendación para una salud estrella:** toma el control de tu salud; responsabilízate de tus resultados entendiendo que, con cada acción diaria, con cada hábito o rutina, construyes tu salud en mente, cuerpo y espíritu.

Rebeca se dio cuenta de lo que estaba en sus manos para mejorar su situación y empezó a ver lo que sí tenía en la vida, a mirarlo con gratitud y a disfrutar de pequeñas cosas: un atardecer, un paseo por el parque, un café con amigas, una siesta. Así comenzó a trabajar en su salud poco a poco y con paciencia, desde el amor.

Tomó la decisión de comenzar a hacer terapia, lo cual la ayudó mucho a transitar por las emociones incómodas que le producía su deseo de maternidad aún no satisfecho. Poco a poco fue poniendo el foco en todo lo bueno de su vida y comenzó a trabajar en su mundo espiritual, en construirse una vida bonita que querer habitar. Decidió cambiar las quejas continuas por pequeños cambios en su alimentación, ejercicio físico, lectura, salidas a la naturaleza, actividades que la ayudaran a sentirse mejor.

Empezó a notar los cambios en su cuerpo y en su mente. Eso la ayudó a mantener esos hábitos beneficiosos, a transformar la queja en gratitud y a asumir la responsabilidad de su salud. Comenzó a disfrutar de estar sola, de su propia compañía. Se dio cuenta de que no necesitaba de nadie para estar completa, de que llevar una vida plena solo dependía de ella misma. Fue en ese punto de su vida cuando se sintió conectada con su espiritualidad, ilusionada y llena de energía para hacer las cosas que más le gustaban. Recuperó su bienestar.

Cuando ponemos la atención y la energía en ocuparnos de lo que sí depende de nosotras, conseguimos avanzar en nuestro camino de bienestar. Por el contrario, lamentarnos de todo lo que no está bajo nuestro control nos lleva a desperdiciar una enorme cantidad de energía y esfuerzo. Aprender a identificar lo que sí podemos mejorar, lo que está bajo nuestro control, nos ayuda a enfocar la energía y los esfuerzos en mejorar la situación que estemos viviendo.

ACCIÓN PRÁCTICA

Busca un momento para reflexionar si hay alguna situación de tu vida en la que responsabilices a los demás de tus resultados, en la que te hayas sentido una víctima.

Escríbelo en tu cuaderno o libreta de la estrella de la salud: «Elijo ser responsable de mis resultados para mejorar mi salud, y para ello suelto la queja y el victimismo, y decido enfocar mi energía en mejorar...» (el hábito que necesites mejorar).

Cada vez que te quejes, piensa si algún aspecto relativo a esa queja depende de ti. Si no depende de ti, trabaja en aceptarlo. Pon el foco y la energía en mejorar los hábitos que te ayudarán a sentirte mejor en el área vital que necesites.

No nos juzguemos entre mujeres

Desde mi propia experiencia he ido identificando algunas de nuestras mayores causas de sufrimiento, aquello que nos roba la paz y nos limita. Los seres humanos juzgamos por naturaleza. Nacemos sin prejuicios y poco a poco creamos nuestro sistema de creencias según lo que hemos visto, oído y aprendido en nuestro entorno. Nos volvemos una máquina de juzgar, incluso de manera inconsciente.

Me atrevo a afirmar que uno de los obstáculos que más nos dificulta el camino a las mujeres es el juicio entre nosotras. Necesitamos liberarnos de esa necesidad de sentenciar lo que está bien y lo que está mal, de dividir a otras mujeres todo el tiempo según si hacen lo que creemos correcto. Necesitamos mirarnos con más amor y compasión, respetar las decisiones de las demás sin cuestionarlas. Todas intentamos hacer lo que consideramos correcto. Ninguna de nosotras es dueña de la verdad. No hay una verdad absoluta; todo depende de la interpretación.

Continuamente veo cómo nos juzgamos entre nosotras según factores como estos:

- Si decides ser madre o no.

- Si quieres un parto con peridural o un parto natural.

- Si decides dar lactancia materna o biberón.

- Si tomas anticonceptivos hormonales o no.

- Si eres vegana o comes carne.

- Si decides dejarte las canas o te tiñes el pelo.

- Si decides realizarte tratamientos estéticos o eliges envejecer de manera natural.

- Si decides usar terapia hormonal o no.

Debemos aprender a respetar las elecciones personales de otras mujeres aun cuando no estemos de acuerdo o pensemos que en su lugar actuaríamos de otra manera. No hay una verdad única. Además, nuestra visión de las cosas cambia con el tiempo. Antes de tener toda la información que tenemos ahora no éramos conscientes de ciertas cosas. Hacíamos lo que creíamos mejor desde ese lugar de conciencia. Hemos ido aprendiendo, entendiendo, creciendo y conectando con nosotras mismas. Eso nos ha llevado a cambiar de opinión, cambiar de hábitos y adoptar nuevas creencias.

Cuando aceptamos a las demás personas como son, con sus propias elecciones, estamos dándoles nuestro amor incondicional, libre de juicio; estamos diciéndoles: «Tú ya estás completa, te acepto como eres». Validamos sus decisiones y las respetamos, aunque no estemos de acuerdo en ciertos puntos.

Muchas veces un consejo no solicitado es mal recibido porque de alguna manera envía un mensaje de juicio, sobre todo cuando nos comunican una decisión y respondemos con un consejo. Veamos un ejemplo. Clara le cuenta a su amiga Laura que ha decidido darle biberón a su bebé. Laura le responde: «¿Estás segura? ¿Vas a privar a tu bebé de los beneficios de la lactancia materna? ¿Ni siquiera vas a intentarlo? Yo les di pecho a los míos y es lo mejor para ellos». Clara lo recibe como un cuestionamiento a su decisión, como un juicio a su maternidad. Estamos obviando sus circunstancias, su situación personal y todos los motivos que la han llevado a elegir esa opción. Luego, cuando Clara está dando el biberón a su bebé, se pregunta si está siendo egoísta, si es acaso una «mala madre», si hay algo malo en ella. Resulta que Clara ya había leído libros, lo había consultado con su ginecólogo y con su marido, y había analizado su decisión.

Dejar de juzgar y de cuestionar las elecciones de otras mujeres nos libera. Nos permite ser más empáticas y dejar de invertir energía en asuntos que no podemos ni debemos controlar. Cuanto menos nos juzguemos entre nosotras, más paz mental tendremos.

No te culpes si te das cuenta de todo lo que juzgas en otras personas. Como te he explicado, es algo automático y a veces nos sale de manera inconsciente, pero podemos educarlo cada vez que nos damos cuenta.

Cada una de nosotras tiene un camino de aprendizaje y una historia personal; no todas vamos al mismo ritmo. Tenemos que hacer nuestras propias elecciones en función de lo que queremos para nuestro futuro. No nos corresponde cambiar a las demás personas, sino aceptarlas como son y como piensan. Cambiarlas supone un desgaste innecesario. Podemos inspirar a otras mujeres desde nuestra propia vida y que sean ellas quienes busquen pedirnos ayuda.

Lo mejor de vivir en esta época es disponer de opciones para escoger la que se amolda a nuestra forma de ver la vida. Nuestros antepasados no tenían tantas posibilidades. Celebremos las opciones y nuestras diferencias, y vivamos con más empatía y respeto.

**Aceptar y abrazar nuestras diferencias
nos une y nos libera.**

ACCIÓN PRÁCTICA

Cada vez que te veas juzgando a otra mujer por el motivo que sea, detente, respira y respeta su decisión, aunque sea diferente a la que tomarías tú. Con el tiempo te darás cuenta de que juzgas cada vez menos y será una ganancia para ti también, porque esa energía que desperdiciabas cuestionando las decisiones ajenas estará disponible para otros asuntos que te aporten crecimiento personal.

Crea un tablero de visión
y acción de la salud integral

Un tablero de visión es un conjunto de imágenes relacionadas con qué quieres ser, en quién quieres convertirte, qué quieres hacer, dónde quieres vivir, qué quieres tener en tu vida. Seguramente te parecerá un poco raro que una ginecóloga te hable de esto, aunque a estas alturas del libro te he dado suficiente información para saber que no soy una ginecóloga convencional.

No es magia; mucha gente piensa que los tableros de visión no sirven para nada porque mirar unas imágenes hermosas no produce ningún cambio en el mundo tangible. Te explico lo que pienso yo: todo lo que nos ayude a enfocarnos en nuestra visión y en esa persona saludable en la que queremos convertirnos es bienvenido. Hay que adaptarlo a nuestra manera de ver la vida, por supuesto.

Cuando ves fotos de momentos felices (vacaciones, cumpleaños, reuniones familiares, algún logro de tu vida para el que te hayas preparado mucho), ¿qué sientes? Por lo general te inspira alegría, emoción, orgullo, motivación, entusiasmo, emociones que producen bienestar. Yo soy una apasionada de las fotos. Me encantan los álbumes, plasmar recuerdos bonitos; soy la fastidiosa que siempre saca la cámara en modo *paparazzi*. En ese momento, mi familia se queja, pero con el tiempo suelen darme las gracias por esa foto tan bonita.

En realidad, las fotos nos transportan a momentos de plenitud, bienestar y gozo que hemos vivido, a lugares hermosos que hemos tenido la oportunidad de visitar, a instantes memorables de nuestra vida que tienen en común la emoción que nos permitieron experimentar. La salud integral es el vehículo que hace posible sentir todas esas emociones grandiosas: alegría, gratitud, amor, plenitud, energía, serenidad, calma, disfrute, placer, esperanza, relax, ilusión, y también las emociones incómodas que nos ayudan a crecer mientras transitamos por ellas y encontramos respuestas y nuevas posibilidades para avanzar. Todo lo que nos ayude a recordar nuestro «para qué» con frecuencia favorece que sigamos hábitos saludables. Nos pone en sintonía con lo que queremos alcanzar.

Crea un tablero de visión y acción para la salud integral. Busca en internet imágenes relacionadas con la persona saludable en la que te estás convirtiendo: los planes que tienes para un futuro, los hábitos saludables que disfrutas practicando, los que te gustaría incorporar y aún no lo has conseguido… Por ejemplo: «Quiero hacer el camino de Santiago», «Quiero viajar al Sudeste Asiático y recorrer varios países para conocer sus monumentos», «Quiero correr mi primera carrera de la mujer con mis amigas», «Quiero ir a la montaña dos veces al mes», «Quiero ir a caminar al parque todas las mañanas o todas las tardes», «Quiero tener una mascota con quien salir a jugar todos los días», etc.

Busca imágenes relacionadas con estos objetivos de salud, imprímelas o crea un *collage* en alguna aplicación, como Canva. Si las imprimes, puedes pegarlas en una cartulina, enmarcarlas o ponerlas en un corcho de esos que colgamos en la pared.

Te doy algunos ejemplos para inspirarte:

- Una chica montando en bici en un paisaje muy bonito.
- Un grupo de amigas haciendo el Camino de Santiago.
- Una familia disfrutando de unas vacaciones en un lugar que te atraiga.
- Una mujer madura levantando pesas, corriendo, haciendo *spinning* o el ejercicio que prefieras.
- Una chica que represente para ti una mujer sana, fuerte, sonriente.
- Alguien disfrutando de una comida saludable.
- Una mujer meditando, haciendo yoga o caminando por la orilla del mar.

Puedes mezclar imágenes que te inspiren acerca de objetivos que quieres alcanzar junto con otras de momentos importantes para ti, de cosas que ya has logrado y experimentado en tu vida. Por ejemplo, yo he puesto una foto en la que se me ve terminando un maratón, otra de un viaje con mi familia y otra de la presentación de mi libro porque son momentos de gran importancia para mí y me ayudan a mantener la confianza en lo que soy capaz de hacer.

Pon tu tablero de visión y acción para la salud integral en un lugar donde puedas verlo a diario sin mucho esfuerzo. Por ejemplo, en tu escritorio; en el lugar de la casa donde sueles meditar, entrenar o leer; en tu habitación; en la puerta del armario; incluso hay quien lo tiene en la ducha porque es uno de los momentos en los que tiene ocasión de imaginar, visualizar y despejar la mente un rato.

Evidentemente, esto no es magia. Se trata de un recurso más para recordarnos todo lo que nos sienta bien, para ayudarnos a seguir alineadas con nuestra mujer saludable del futuro y poner el foco en lo que es importante para nosotras. Tiene una explicación científica. El cerebro dispone de un filtro que se llama sistema reticular activador ascendente (SRAA). Esta estructura es la responsable de filtrar lo que nos interesa ver. Eso explica todas esas cosas que empiezan a sucedernos cuando nos enfocamos en algo. Si te centras en mejorar hábitos, en cumplir objetivos, en lo bonito que te pasa en el día a día, tu SRAA se concentrará en eso y buscará soluciones y caminos en lugar de excusas y problemas. Por eso en la segunda parte del libro, en el capítulo sobre el ejercicio, te expliqué que cuando quiero entrenar me programo por la noche y me doy órdenes claras, porque si no mi mente me echa para atrás con excusas para que me quede sin hacer nada, cómoda, para que no avance.

Lo más importante es acompañar siempre esa visualización con las acciones que nos ayudan a mantener la salud: entrenamiento, alimentación saludable, meditación, lectura, descanso, cuidado de las relaciones y todo lo que hemos ido aprendiendo a lo largo de estas páginas. Ya hemos visto que la mente tiene un inmenso poder sobre nuestras acciones. Puede ser nuestra gran aliada o nuestra principal saboteadora, así que la entrenaremos para que esté siempre a nuestro favor.

En mi tablero de visión y acción para la salud integral, he puesto una foto de un viaje a Vietnam que sueño con hacer con mi familia; el maratón de Sevilla, que es el próximo que me gustaría correr, en 2024; una señora mayor levantando pesas; una chica sentada frente al mar meditando; una mujer dando conferencias a otras mujeres; una chica publicando un libro.

Algunas personas pensarán que esta práctica no tiene nada de científico y que con solo ver unas imágenes bonitas nadie logrará estar más saludable. He decidido incluir este consejo porque llevo muchos años estudiando no solo ginecología y salud hormonal femenina, sino también desarrollo personal, física cuántica, el poder de los hábitos saludables, el poder de los pensamientos y de nuestro lenguaje, y cómo nos influyen las emociones.

Estoy convencida de que el mayor regalo que puedo hacerte a ti, que me has dado tu confianza y atención, es abrirme con total honestidad y contarte todo lo que me ha funcionado y todo lo que practico. Hay muchos estudios que demuestran como los deportistas de élite alcanzan mejores resultados en sus competiciones cuando realizan ejercicios de visualización a la par que los entrenos. Una cosa no puede ir sin la otra; ambas se complementan para darnos el mejor resultado posible.

Si practicas a diario tus hábitos saludables con disciplina, sin añadir nada más ni visualizar nada, seguramente obtendrás buenos resultados; sin embargo, puede que te cueste encontrar motivación y foco, o que tiendas a aburrirte o a olvidar para qué haces todo eso. Es más probable que pierdas la autodisciplina de vez en cuando o que lo sientas más como una obligación, como un esfuerzo.

Si solo visualizas, imaginas y sueñas, pero no lo acompañas de acciones congruentes ni practicas tus hábitos saludables a diario, lo más probable es que no logres ningún cambio positivo en tu salud, te frustres y abandones tu proyecto de mujer saludable integral.

En cambio, cuando combinamos visión con acción potenciamos nuestra transformación. Nos ayudamos con la emoción, recordamos nuestro «para qué», ponemos la mente a nuestro favor y, en lugar de luchar contra ella y valernos todo el día del autocontrol, nos ilusionamos, soñamos, experimentamos con nuestra imaginación que ya lo hemos logrado. Todo se pone en marcha para transformarnos en ese yo saludable del futuro.

ACCIÓN PRÁCTICA

Si esto que te he explicado resuena en ti, crea tu propio tablero de visión y acción de la salud integral. Usa imágenes de aquello que te inspire y ponlo en un sitio visible.

Me encantaría ver una foto y que me contaras si te has divertido, si te has llenado de ilusión haciendo este ejercicio.

Deseo de corazón que logres alcanzar una salud extraordinaria en mente, cuerpo y espíritu.

Recomendaciones para salir de esos momentos de bajón y retomar nuestras rutinas

Todas tenemos días que llamamos «de bajón», en los que nada nos apetece y nos quedaríamos echadas en el sofá sin movernos. Todas hemos vivido momentos en los que sabemos la teoría, pero no alcanzamos a ponerla en práctica. Esos días forman parte de la vida. Nos han pasado a todas, sin excepción. Lo único que cambia entre nosotras es la manera de afrontarlos. Esto también depende de los recursos de los que dispongamos.

Es bueno recordarnos que las mujeres solemos llevar mucha carga mental; a veces simplemente estamos agotadas. Tengamos también en cuenta la influencia de las hormonas en el cerebro. Nuestra ciclicidad repercute en nuestro nivel de energía y en nuestra disposición para afrontar los desafíos que se nos presentan. Por ese motivo es posible que, si tienes reglas regulares, notes que algunos días te encuentras fuerte, decidida, genial o con ganas de entrenar, y otros te sientes con menos energía, quizá con menos disposición a afrontar grandes proyectos o menos disciplina para mantener los buenos hábitos.

Durante la transición a la menopausia y durante la propia menopausia también ocurren cambios hormonales que pueden afectar al estado de ánimo y a la sensación de bienestar.

Lo primero es identificar qué nos pasa, ser compasivas con nosotras mismas, flexibilizar un poco algunas rutinas sin llegar a perderlas del todo y tener en mente el mantra: «Este día pasará; ya vendrán días en los que me sienta mejor».

Esta actitud de comprensión con nosotras mismas y de relativizar un mal día nos ayuda mucho más que entrar en el bucle de pensamientos destructivos, como: «No entiendo qué me pasa», «No soy disciplinada», «Soy muy perezosa» o «Nunca lograré nada», que solo consiguen dañar nuestra autoestima, hacernos sentir peor y que seamos demasiado duras con nosotras mismas. No nos aportan nada constructivo ni nos ayudan a avanzar.

Para esos días que se hacen más cuesta arriba te recomiendo que tengas preparada una lista de cosas o personas que te ayudan a sentirte mejor. Te cuento la mía. Cuando me siento de bajón, me ayuda mucho:

- **Escuchar mi música preferida.** La música es toda una terapia. Escuchar la música que nos agrada estimula varias zonas del cerebro, libera serotonina, baja el cortisol, nos calma. También puede aumentar nuestra energía. Según el estilo de música que escuchemos conseguiremos distintos efectos, bien sea animarnos, relajarnos o concentrarnos. Incluso podemos crear una lista de música para escuchar cuando necesitemos levantar el ánimo.

- **La combinación de deporte y naturaleza.** Irme a la playa a caminar o correr, hacer algún deporte en contacto con la naturaleza... Puedes personalizar este punto según el entorno natural que tengas cerca: un parque, la montaña o cualquier zona verde a la que tengas acceso, incluso el balcón donde tienes tus matitas y tus flores; vale cualquier forma de naturaleza.

- **Bailar.** Muchas culturas consideran el baile una forma de expresión corporal, de movilizar la energía, de liberar emociones y de relacionarnos con otras personas de nuestro grupo. El baile es una terapia maravillosa. A menudo converso con mi marido acerca de que antes bailábamos mucho más. Es algo que nos encanta, y siempre nos relaja y nos alegra. Hay que hacer lo necesario para rescatar ese tipo de costumbres. No esperes a que haya una fiesta: baila en el salón de tu casa. Si es que es fácil y barato. Baila y canta, siente, ríe como una niña. Hay música que nos invita a mover todo el cuerpo; libera endorfinas, serotonina y dopamina; mejora la coordinación y el equilibrio; disminuye el cortisol y ayuda a liberar el estrés; y además hacemos un poco de ejercicio. Tengo pacientes mayores que dan clases de baile y están estupendas. Ayuda a la salud física, mental y espiritual, así que bailemos más.

  Una de las experiencias más bonitas que viví en el Amazonas fue cuando las mujeres yanomamis me invitaron a participar con ellas en un baile a la luz de la luna mientras los hombres se iban de cacería. Las veía sonreír, libres, relajadas, disfrutando del momento sin ninguna otra preocupación. Quedó grabado en mi memoria.

- **Escribir.** Escribir a mano nos permite expresarnos, soltar emociones, liberar sentimientos y ordenar nuestras ideas. Es una magnífica terapia que en mi caso practico con frecuencia. Es como si lo sacáramos todo de la mente para permitirle descansar. Una vez asistí a un taller de Catalina Hoffmann, experta en neurofitness y autora de varios libros sobre el tema, quien nos enseñó algunas técnicas de escritura para trabajar las emociones. Puedes practicar este hábito donde estés y de manera sencilla; solo necesitas papel y un lápiz o bolígrafo.

- **Conversar con esa amiga o amigo que siempre me saca una sonrisa y me hace sentir mejor.** La doctora Marian Rojas Estapé los llama «personas vitamina», y son esas amigas o amigos que nos apoyan incondicionalmente, parece que siempre tienen la palabra correcta para que nos sintamos mejor, y creen en nosotras incluso más que nosotras mismas. Son esas personas «buenas para nuestra salud», con las que tenemos complicidad, que suman, nos apoyan, ven lo bueno que hay en nosotras, nos quieren, nos admiran y nos hacen reír. Si eres afortunada, tendrás a una de ellas en tu vida. Qué seres tan valiosos. Yo tengo a unos cuantos y cada vez estoy más convencida de que hay que cuidarlos como un tesoro, llamarlos y quedar con ellos con frecuencia, no solo cuando estemos de bajón.

- **Leer un libro inspirador.** La lectura es otro hábito salvavidas que nos permite desconectar del mundo real, mantener la atención, trabajar la imaginación y la memoria, aprender, aplicar lo aprendido, disfrutar de multitud de experiencias a través de la mente e inspirarnos. Leer es un privilegio que aconsejo practicar a diario, estés o no de bajón: lee siempre que puedas, lee lo que sea que te guste y luego comenta lo leído.

- **Dejarme caer.** No todos los días tenemos ganas de hacerlo todo, no todos los días tenemos el mismo nivel de energía, no todos los días somos fuertes. No pasa nada por permitirnos días así. El sistema nervioso central nos está protegiendo, está en modo «ahorrar energía». Escuchar a nuestro cuerpo es lo mejor que podemos hacer. Y, sobre todo, recuerda que no pasa nada por permitirte un poco de flexibilidad. Un día es un día; nuestro estilo de vida es para toda la vida. Dejarnos caer de vez en cuando también forma parte de la vida. Todas podemos tener un día de esos en los que no nos apetece nada; un día puntual no supondrá ninguna diferencia a largo plazo. A veces lo mejor que podemos hacer es permitirnos sentir lo que sentimos, abrazar esas emociones incómodas y dejarlas pasar. Finalmente, todo pasa.

Decálogo de la mujer sana, fuerte y plena en cualquier etapa de su vida

1. **Visualiza a tu yo saludable del futuro.** ¿Cómo te imaginas de aquí a unos años? ¿Cómo quieres vivir la vida? ¿Qué hábitos y rutinas realiza esa mujer sana, fuerte y plena?

2. **Define tu «para qué».** ¿Cuál es tu principal motivo para vivir durante muchos años con salud plena?

3. **Muévete todos los días,** entrenes o no entrenes. Añade movimiento a tu vida, más paseos, más escaleras, tareas del hogar que requieran movimiento, sentadillas, lo que sea que te guste. Respeta tus horarios de entrenar como un compromiso firme contigo misma y con tu yo del futuro.

4. **Aliméntate con amor,** desarrolla una buena relación con los alimentos. Aprende a disfrutar de la cocina, del color, del aroma, de la textura y del sabor de la comida saludable. Elige los alimentos con conciencia y come con atención plena y con gratitud. No hagas dietas, no elijas atajos, no te vayas a los extremos, no busques los resultados rápidos; opta por el camino lento, seguro y equilibrado hacia una buena salud mediante la alimentación.

5. **Prioriza el descanso de calidad.** Dale al sueño la importancia que merece. Respeta tus horarios para irte a dormir, los rituales para bajar poco a poco el ritmo, y desconecta del trabajo, las preocupaciones y las pantallas justo antes de irte a la cama. Crea un espacio en tu habitación que invite a la calma, a la paz, y permítele a tu cuerpo dormir entre siete y ocho horas diarias.

6. **Cultiva relaciones de calidad.** Reserva tiempo para tus seres queridos, abraza, besa, expresa el amor que sientes hacia ellos del modo que te sea más fácil. Mantén conversaciones incómodas con tu pareja, tus hijos, tus amigos más queridos. Respeta tus límites. Cuida de tu salud mental, ve a terapia si lo necesitas. Empieza a meditar, respira lentamente cada vez que te haga falta. Sé amable contigo, usa un lenguaje positivo, amoroso y respetuoso.

7. **Escucha a tu cuerpo.** Cultiva una relación hermosa y profunda contigo misma, basada en el amor, el respeto hacia tu cuerpo y tu mente, y los cuidados. Ten momentos de silencio, busca conectar contigo misma, sentir tu cuerpo, calmar tu mente para saber lo que necesitas. Persigue el contacto frecuente con la naturaleza como medio de conexión contigo misma.

8. **Infórmate sobre cómo prevenir enfermedades**, qué esperar en cada etapa de la vida, cómo mejorar tu calidad de vida, qué opciones tienes en cada momento: anticonceptivos, sexualidad, fertilidad, transición a la menopausia, climaterio, longevidad saludable. Así podrás tomar las decisiones que más se adapten a tu visión de la vida. Acude a tus controles de rutina y aclara tus dudas para mejorar tu salud.

9. **Aprende a ser flexible.** Recuerda que no hay una meta adonde llegar; nuestro objetivo es estar sanas toda la vida. Hay días de todo tipo y momentos en los que abandonamos algunos de nuestros hábitos. Lo importante es aprender a retomarlos sin culpas ni sufrimiento, entendiendo que somos humanas y la perfección no existe.

10. **Disfruta de ser quien eres.** No te compares, no luches contra tu cuerpo; aprende a agradecer quién eres cada día. Busca ser tu mejor tú. Persigue momentos de disfrute todos los días: bailar, reír, abrazar, leer, conversar, amar, tener la maravillosa oportunidad de estar viva.

**La vida es un regalo del cual disfrutamos
plenamente cuando estamos sanas.**

Unas palabras finales

Querida lectora estrella:

Gracias por confiar en mí para mejorar tu salud y tu vida. Este libro no se acaba aquí. Deseo que vuelvas a estas páginas cada vez que necesites recordar los principios de la salud integral.

Este libro es para que lo releas muchas veces, para que lo tengas cerca siempre. Será un privilegio que te acompañe en tu mesita de noche o en tu rincón de lectura. Márcalo, subráyalo, llévalo a la playa, a la montaña, a tus vacaciones, a ese viaje con amigas; exprímelo y, si te ha ayudado, recomiéndalo a quien lo necesite.

Nuestra vida es un largo camino de idas y vueltas. No es lineal. Habrá muchos momentos en los que tanto tú como yo necesitemos recordar nuestro «para qué», darnos apoyo, motivarnos e inspirarnos mutuamente.

Yo seguiré escribiendo y divulgando para ayudarte. Seguiremos en contacto mediante mi cuenta de Instagram @doctorajimenez, mi newsletter, a la cual puedes suscribirte, mis cursos y conferencias, y próximamente podremos conocernos en persona en el directo en directo junto a Patricia Ramírez «No soy yo, son mis hormonas». Seguiremos aprendiendo juntas a vivir más sanas, plenas y fuertes.

Mi visión es crear el movimiento de la estrella de la salud, un gran grupo de mujeres comprometidas con su salud integral en mente, cuerpo y espíritu.

Gracias y hasta pronto.

Agradecimientos

Me emociona profundamente que hayas llegado hasta el final de este libro. Te agradezco mucho que me hayas regalado tu tiempo, tu atención y tu energía. Me siento muy privilegiada. Quiero agradecerte a ti, en primer lugar, que me hayas motivado a escribir estas páginas. Todos estos meses en los que he dedicado horas y horas al libro, cuando me sentía cansada, cuando me desviaba de mi propósito, pensaba en ti, en eso que necesitabas que te contara, en el chispazo que necesitabas para empezar a cuidar de tu salud, para priorizarte y hacer los cambios que tanto querías pero no sabías cómo comenzar. Todo este tiempo regresaba una y otra vez a mi mantra: «Estoy escribiendo para ayudar a las mujeres a vivir mejor».

Gracias de corazón a mis queridas pacientes, todas esas mujeres con sus distintas circunstancias que han pasado por mi consulta y me han inspirado a buscar soluciones a sus problemas: gracias por confiar en mí, gracias por motivarme a seguir aprendiendo, estudiando, reflexionando.

Gracias a mi amado Alfredo y a nuestros dos hijos, Alfredo Tomás y Alfonso Enrique, mis tres grandes «para qué». Gracias por apoyarme incondicionalmente con este proyecto, por ser tan comprensivos y pacientes conmigo cuando tenía que quedarme en casa escribiendo. Gracias por entender todas las horas que os he robado, por los abrazos oportunos, por creer en mí siempre y recargar mi energía con amor. Sois mi mayor tesoro en la vida.

Gracias a mi abuela por haber cuidado de mí con tanto amor, por inculcarme el amor por la cocina y una buena relación con los alimentos. Gracias por verme con los ojos de la grandeza y apoyarme en todo mi camino. Sé que estás muy orgullosa del sendero que he recorrido porque una parte de ti vive en mí.

Gracias a toda nuestra familia por ayudarme a llegar hasta aquí, por ser un apoyo constante y una fuente de amor. Sin vosotros, ninguno de nuestros logros habría sido posible.

Gracias a mi editor, Carlos Martínez, un ser encantador, amable, sereno y, por si fuera poco, maratonista, por creer en mi proyecto y mi visión, por darme esta hermosa oportunidad y por hacer del camino hasta aquí un mar apacible y tranquilo.

Gracias a todo el equipo de Penguin Random House y al sello Grijalbo por ayudarme a crear este sueño. En especial a Irene y a Carme por su valiosa ayuda durante las correcciones. A todo el personal que hace posible que las ideas se transformen en este libro que tienes en tus manos.

Gracias a Patricia Ramírez, mi prologuista estrella, un referente de ser humano desde todos los puntos de vista: profesional, personal, familiar y deportivo. Gracias por tu apoyo, cariño y generosidad.

Gracias a mis amigos del alma: a los que vivieron conmigo la aventura de los estudios médicos y la aventura del Amazonas, del año rural; a quienes han sido apoyo en mi maternidad, en esos días de posparto; y a los que siguen conmigo creyendo en mis sueños más que yo misma.

Gracias a todas las personas que de una u otra forma me han apoyado en los momentos más difíciles de mi vida, a los que fueron luz, calma, abrazos y amor. También a mis grandes maestros por guiarme en el camino. Gracias a todos por aportar vuestra sabiduría y experiencia.

Gracias a mi querida comunidad de la estrella de la salud. Tengo el privilegio de contar con un grupo de seguidoras agradecidas, amorosas, que me han inspirado a seguir divulgando y aportando lo que sé. Gracias por animarme con vuestras lindas palabras, vuestro cariño y vuestra buena energía. Gracias por valorar el esfuerzo que hay detrás de cada mensaje.

Gracias a todas esas herramientas que he ido aprendiendo y acumulando a lo largo de los años; a esos kilómetros que he corrido y han sido mi gran terapia, que me han permitido fluir y escucharme; a mi cojín de meditación por ayudarme a calmar la mente; a los baños de mar; a los libros que he leído; y al trabajo personal que me ha ayudado a cambiar mis propias creencias limitantes.

Muchas gracias, porque todo lo que he vivido hasta este día ha tenido su razón de ser, todo ha sido un aprendizaje.

Gracias de corazón.

Bibliografía

La lectura es para la mente lo que el ejercicio
es para el cuerpo.

Joseph Addison

**En este enlace encontrarás
las referencias bibliográficas con las que
he trabajado para escribir este libro:**